Archetypen für jeden Tag

*„Lieber entspannt im Hier und Jetzt
als verkrampft im Wenn und Aber"*

RUEDIGER DAHLKE

THOMAS KÜNNE

Archetypen
für jeden Tag

In Resonanz mit den Urprinzipien durch
Energetische Schwingungs-Sprays

Vorwort von Ruediger Dahlke

Bibliografische Information der Deutschen Nationalbibliothek:
Die Deutsche Nationalbibliothek verzeichnet diese Publikation in der
Deutschen Nationalbibliografie; detaillierte bibliografische Daten sind
im Internet über < http://dnb.d-nb.de > abrufbar.

Die Informationen und Ratschläge in diesem Buch sind sorgfältig
recherchiert und geprüft worden. Dennoch erfolgen alle Angaben
ohne Gewähr. Weder Autor, Verlag noch Hersteller der Energetischen
Schwingungs-Sprays können für eventuelle Nachteile oder Schäden, die
aus den hier erteilten Hinweisen resultieren, eine Haftung übernehmen.
Die vorgestellten Anwendungsvorschläge können den Besuch beim
entsprechenden Facharzt oder Heilpraktiker nicht ersetzen, sondern
ergänzen.

© 2007 by Thomas Künne/Schwingung als Weg °
Buchcover-Gestaltung; Umsetzung/Design: Kristin Herbig
www.feuerundflamme.info
Idee und Illustration Coverbild: Thomas Künne

Satz, Herstellung und Verlag:
Books on Demand GmbH, Norderstedt

ISBN: 978-3-8334-7921-2

Über das Buch

Dieses Buch gehört eigentlich in jedes gutsortierte Bücherregal, denn es erläutert in leicht bekömmlicher und verständlicher Form die Energien und Schwingungen unserer Urprinzipien. Es ist als Nachschlagewerk für die alltägliche Anwendung konzipiert: für sich selbst, für die Familie, den Partner oder auch für Klienten.

Ob im Alltag, im Büro oder in unserer Freizeit, in unserem Sternzeichen oder in der Erziehung, immer sind sie gegenwärtig: die Archetypen-Urprinzipien. Jedem leuchtet bei der Lektüre dieses Buches schnell ein, dass diese Archetypen ein (meistens unbewusster) Anteil von uns selbst und aller Existenz in diesem Universum sind. Erst wenn wir sie bewusst in unser Leben integrieren, sperren wir nicht lebensnotwendige Anteile von uns weg. Dies wiederum macht den Weg frei zu einem Leben in Harmonie und Balance, wir werden ganz und heil.

Mit den Energetischen Schwingungs-Sprays (von Schwingung als Weg *) bietet sich zudem für alle eine geradezu genial einfache Chance, mit ihren persönlichen Urprinzipien in Resonanz zu kommen und sich darauf einzuschwingen. Diese spagyrischen Duftkompositionen, die nach der Herstellungsweise des Trennens und Verbindens in ihre drei philosophischen Prinzipien – Körper, Seele und Geist – geteilt, gereinigt und wieder verbunden werden, entsprechen somit in ihrer Zusammensetzung der Dreiteilung des Menschen wie auch den Analogieketten des entsprechenden Urprinzips.

Somit wird dieses Buch jedem Anspruch gerecht: Für jeden (auch für Laien verständlich) liefert es fundiertes Basiswissen zu den Urprinzipien und für den Anwender der Energetischen Schwingungs-Sprays (von Schwingung als Weg *) ist es außerdem ein nützlicher Wegbegleiter für den täglichen Gebrauch.

Über den Autor

Thomas Künne: Abgeschlossenes Studium der Germanistik und Kunst, Astrologe und Berater in psychosomatischer Medizin (nach Ruediger Dahlke), Referent, Seminarleiter und Buchautor:
"Die heilende Kraft der Planetenschwingungen" (mit Co- Autorin Inge Schubert, Vorwort Ruediger Dahlke), Goldmann-Arkana, ISBN 3-442-21710-5, sowie *„Anleitung zum Selbstbetrug"* (mit Co-Autor Christoph Herzer, Vorwort Ruediger Dahlke), ISBN 3-8334-6203-5.

Zuvor fast zwei Dekaden Managementtätigkeit in amerikanischem Sofortbild-Unternehmen. Seitdem verstärktes Augenmerk auf die inneren Bilder.

Websites: www.quelle-der-kraft.de (Astrologie) und www.schwingung-als-weg.de (Planetenschwingung/Phonophorese)

Inhalt

Vorwort von Ruediger Dahlke

In seiner witzigen und von Urprinzipien-Wissen durchdrungenen Art bringt Thomas Künne seinen Lesern nicht nur Wert und Gebrauch der von ihm entwickelten Urprinzipien-Düfte nahe, sondern lehrt – wie nebenbei - die Archetypen in einer leicht nachvollziehbaren und ansprechenden Art und Weise. In all den Jahren hat wohl kein anderer unserer Ausbildungsteilnehmer das Wissen aus unserem Urprinzipienseminar so intensiv umgesetzt und anderen weiter vermittelt wie der Autor, wofür ihm meine Anerkennung und mein Dank gilt. Dabei ist Thomas Künne als Autor und Künstler durchaus eigene Wege gegangen und hat mit der Phonophorese und jetzt mit den Urprinzipien-Sprays zwei Schwingungssysteme geschaffen, die vielen auf dem Weg von Nutzen sein können. Er spielt auf der Klaviatur der Duftnoten ähnlich virtuos wie auf dem Flügel mit den Noten der Musik, und seine Essenzen können der Seele Flügel verleihen.

Sein neuer Ansatz über die Düfte hat etwas Faszinierendes und schafft einen direkten unintellektuellen Zugang zum Urwissen der Menschheit, das in uns allen ruht. Duftmolekül für Duftmolekül findet das jeweilige Prinzip Zugang zu unserem wesentlichsten Gehirnareal, dem limbischen System, dem wir all unsere Emotionen und Gefühle verdanken. Zum mittleren Gehirn, dem Mesencephalon gehörend ist das Riechhirn oder Rhinencephalon eine Art Brücke und Vermittlungsbereich zwischen den uralten Anteilen unseres Gehirns, dem so genannten Hirnstamm, den wir mit allen Tieren teilen und dem modernen Großhirn, das uns zum Menschen macht. Der Hirnstamm ist für das Überleben zuständig und beherbergt folglich Strukturen wie das Atemzentrum. Das Großhirn macht uns zu jenen Großhirnakrobaten, die es geschafft haben, diesen Planeten zu erobern, allerdings ihn dabei auch schon fast zu zerstören.

Die vermittelnde Instanz ist das Mesencephalon, das sich in der Evolution aus dem Riechhirn entwickelt hat. Dass Riechen für uns noch immer viel entscheidender ist als etwa Sehen, dem wir so viel mehr zutrauen und das wir folglich auch höher einschätzen, verraten Erfahrungen aus der Partnerschaft. Wenn wir jemanden schön oder hässlich finden, gewöhnen wir uns relativ rasch daran. Wenn wir aber jemanden gut oder auch gar nicht riechen können, bleibt das so lange Thema, wie wir mit dem Betreffenden zusammen sind.

Düfte haben seit Anbeginn einen direkten Weg zu unserem innersten Wesen, der nicht einmal durch den Intellekt zu beeinflussen ist. Insofern ist es eine ebenso alte wie geniale Idee, sich über diesen Weg mit den Urprinzipien zu verbinden. Wie sehr diese Methode einschlägt und am Großhirn vorbei Macht ausüben kann, mag folgende Geschichte belegen. Ein Mitarbeiter, der mit einer gleichaltrigen sehr attraktiven Frau liiert war, verschaute sich während eines Seminars für alle offensichtlich in eine mehr als 20 Jahre ältere Dame mit erheblichen Figurproblemen. Alle außer ihm selbst waren erstaunt über das Phänomen und konnten es nicht nachvollziehen. Da er als Seminarassistent engagiert war, musste er sich allen Teilnehmern widmen und konnte sich nicht auf die neue Angebetete beschränken, was ihm sichtlich schwer fiel und ständig zu neuen Problemen führte. Ermahnungen und selbst Drohungen blieben wirkungslos. Eine kurze Psychotherapie-Sitzung brachte die Lösung. Der Duft der Dame war der gleiche wie der einer früheren Freundin, die ihn verlassen hatte, was seinerzeit tiefe Traurigkeit und Verzweiflung bei ihm auslöste.

Ohne ihn zu informieren, erfragte ich das Parfum, besorgte es und bat die weiblichen Kursassistentinnen und einige mir gut bekannte Kursteilnehmerinnen es in einem Experiment zu verwenden. Der Mitarbeiter konnte nun seine Aufmerksamkeit breit verteilen und war ganz glücklich. Selbst als ich ihn in das Spiel hinter seinem Rücken einweihte, blieb er fasziniert von den nach seinem Thema duftenden Frauen. Die Lösung war einfach: er hatte sich gar nicht „verschaut" sondern „verrochen".

Wie weit solche Beeinflussung, wenn sie nicht durchschaut wird, gehen kann, mag folgende Erfahrung aus der Psychotherapie verdeutlichen. Eine seit vielen Jahren geschiedene Patientin unterzog sich einer vierwöchigen Reinkarnations-Therapie zur Bewusstseinserweiterung und Abrundung ihres Lebens. Dabei fand sie heraus, dass sie ihren Ehemann geheiratet hatte, weil er so roch wie ihr Vater, von dem sie nie genug bekommen hatte. Sie hatte sich damals immer schon gewundert, warum sie mit diesem Mann war, der so wenig zu ihr passte und ihr so wenig geben konnte. Nach acht Ehejahren hatte sie sich - wie sie damals meinte - aus guten Gründen von ihm scheiden lassen. In der Therapie aber fand sie den wahren Grund: Es war exakt der Moment, als er das Rasierwasser wechselte, dasselbe, das auch ihr Vater verwendet hatte. Ihre ganzen guten Begründungen, mit denen sie auch vor Gericht die Scheidung erreichte, waren also nichts als Rationalisierungen.

Ohne ihr Wissen hatte ein Duft wesentliche Strecken ihres Lebens bestimmt. Der Unterschied zwischen ihr und uns ist lediglich, dass sie es in der Reinkarnations-Therapie bemerkte, wohingegen die meisten Menschen solche Dinge nie durchschauen und folglich ferngesteuert leben ohne es zu wissen. Der Sufi-Lehrer Gurdjieff definierte den Entwicklungsweg als ein Erwachen und Durchschauen der Muster, die unbewusst das eigene Leben bestimmen.

Bei kleinen Gelegenheiten werden solche bestimmenden Muster vielen auch im Alltag deutlich. Vor Jahren kam ich aus einem Seminar in Duisburg und landete mitten in einem Weihnachtsmarkt. Fasziniert von einem wundervollen Duft folgte ich diesem bis zu seinem Ursprung, einem Bratwurststand. Seit über 30 Jahren Vegetarier kaufe ich mir trotzdem ein paar Bratwürste mit Kraut, aß das Kraut mit Genuss und biss auch in eine der Würste. Sie schmeckte mir nicht. Die Erfahrung machte mir sinnlich deutlich, wie dürftig unsere Geschmacksknospenausstattung im Mund ist im Gegensatz zu unseren Duftwahrnehmungsmöglichkeiten in der Nase.

Als uralter Sinn vermittelt das Riechorgan die direkte Beziehung zu uralten Mustern in uns und kann Erfahrungen tiefer verankern als es über den Verstand möglich ist. Insofern haben wir auf unseren Urprinzipien-Seminaren immer den Planeten-Schwingungen entsprechend geräuchert. Bisher aber gab es kein Räucherwerk, das den archetypischen Schwingungen so stimmig und auf alchemistischen Wegen nachvollziehbar Ausdruck verlieh, wie jetzt mit den 11 vom Autor entwickelten Sprays. Insofern gilt ihm unser Dank, diese Lücke auf so wohltuende und vor allem riechende Weise geschlossen zu haben.

Damit tut sich ein ebenso schöner wie leichter Weg auf, eine Nase beziehungsweise einen guten Riecher für die Urprinzipien zu bekommen und damit einen entscheidenden Schritt zum Verständnis der Welt zu schaffen – der eigenen kleinen und der großen. Wer die Gesetze versteht und die Urprinzipien beherrscht, wird sich besser zurecht und vor allem viel leichter auf seinen ureigenen Weg finden. Wie schön, wenn dieser Weg nun auch von den persönlichen, aber auch der Welt entsprechenden Düften der Urprinzipien erfüllt ist. Der alte Slogan vom „Duft der großen weiten Welt" wird hier in einem viel tieferen Sinn wieder lebendig und kann helfen, auch die eigene kleine Welt zu bereichern.

Hornbachtal, im Sommer 2007
Ruediger Dahlke
(www.dahlke.at)

Einschwingen

Wir leben in einer Welt der Gegensätze: arm und reich, Krieg und Frieden, satt und hungrig.

Betrachten wir weiter unsere Welt durch die Brille des *polaren* Denkens, also der *Polarität des Lebens*, so fallen uns sofort weitere *scheinbare* Gegensatzpaare ein: innen und außen, Ebbe und Flut, Tag und Nacht, leben und sterben, Yin und Yang etc.

Gleichzeitig erleben wir in unserer Gegenwart mit dem universellen Übergang zum Wassermann-Zeitalter eine spannende Zeit: Es ist die Chance, Vergangenheit und Zukunft in einem entspannten Hier und Jetzt zu verbinden, in Eigenliebe, Selbst-Bestimmung und Verantwortung, für uns selbst sowie alle Bestandteile der Schöpfung.

Und: Mit unseren heutigen Möglichkeiten in allen Bereichen des Lebens können wir die Weisheit unserer Ahnen in das immense Wissen unserer hochtechnisierten Welt integrieren.

Dazu bedarf es nicht viel außer der individuellen Einsicht, dass ja bereits alles vorhanden ist: *Alles ist in allem und alles ist in uns.*

Einen ebenso verblüffend einfachen wie wirkungsvollen Ansatz hierzu möchte das vorliegende Buch vermitteln.

Die Weisheitslehren unserer Ahnen bilden das ideale Fundament der *Energetischen Schwingungs-Sprays* (von Schwingung als Weg ®): Es ist ein Weg, der über die Urprinzipien der Antike direkt zu *unseren* Archetypen führt, die u. a. in unserem Sternzeichen in Erscheinung treten.

Es ist auch ein Ausflug in das Paracelsische Weltbild der Spagyrik und zu den Grundlagen des Trennens und Verbindens, das uns mit seinem wohltuenden Weg in unsere Mitte bringt, wo Körper, Seele und Geist in Ein-Klang schwingen.

Es ist der Gang über die Brücke vom Alten zum Neuen und umgekehrt: In der Mitte reichen sich beide die Hand zu einem harmonischen und entspannten Hier und Jetzt.

So kann aus einem trennenden *Entweder-oder* ein verbindendes *Sowohl-als-auch* werden, das die scheinbaren Gegensätze als unabdingbaren Bestandteil des polaren Lebens integrieren hilft.

Denn auch das besagt das Gesetz der Polarität: Wenn es heute Schwingungen und Energien gibt, die uns Schaden zufügen oder sogar krank machen, dann muss es auch welche geben, die uns Gutes tun.

Denen sind wir auf der Spur. Lüften wir gemeinsam den Schleier des Verborgenen.

Teil I:

Das ideelle Fundament
der Energetischen
Schwingungs-Sprays

Das ideale Fundament,
der Energiebilanz-
Schwangerschaft

Mitschwingen in Resonanz und Ein-Klang

Wer sich selbst und sein Leben verstehen will, sollte es nicht versäumen, einen Blick auf die Natur und die Welt um uns herum zu richten: Dann erklärt sich manches wie von selbst.

Besuchen wir hierzu zunächst gemeinsam einen Uhrenladen. Keinen modernen mit elektronischen Quarz- und Funkuhren, sondern eher einen antiquarischen, an dessen Wänden Pendeluhren hängen. Schenken wir einmal den Pendeln unsere volle Aufmerksamkeit und stellen verblüfft fest: Sie schwingen im *gleichen* Rhythmus, tick-tack, tack-tick, ganz von alleine und ohne menschliches Zutun.

Gehen wir weiter in ein Musikgeschäft und dort in die Gitarrenabteilung. Hier schlagen wir eine oder mehrere Stimmgabeln an und siehe da: entsprechende Gitarrensaiten schwingen mit, „wie von Geisterhand" und ohne unsere Berührung.

Anschließend besuchen wir noch die Proben im Opernhaus, in der heute Abend ein Symphoniekonzert gegeben wird: Mozarts Symphonie Nr. 41 in C-Dur, die sogenannte „Jupiter-Symphonie".

Alle Instrumente werden aufeinander eingestimmt, so entsteht Ein-Klang im Orchester und im gesamten Klangkörper des Opernhauses. Jede Verstimmung auch nur eines Instrumentes könnte die Harmonie nachhaltig und unangenehm stören.

Am späteren Abend sind wir noch zu einer Gesellschaft eingeladen, auf der wir uns schon bald langweilen. Wir fangen plötzlich an zu gähnen und lösen damit ein kollektives Gähnen aus. Gleiches würde auch mit Lachen oder schlechter Laune funktionieren: Das wirkt scheinbar ansteckend.

Schlafen wir zu Hause entspannt neben unserer Partnerin oder dem Partner ein, so würde eine beobachtende Person im Laufe der Nacht feststellen, wie sich unser Atemrhythmus allmählich angleicht, so wie das gleichzeitige Schwingen obiger Pendeluhren.

Übrigens: Auch die Taktfrequenz unseres Herzschlages wird sich parallel zum Atemrhythmus angleichen.

Ganz offensichtlich haben wir es bei allen Beobachtungen mit einem einzigen Phänomen zu tun.

Dieses Phänomen heißt *Resonanzprinzip*.

Resonanz (von lat. *resonare* = widerhallen, mitschwingen) bezeichnet das gemeinsame Schwingen in Ein-Klang. Dies gilt für alles Lebendige wie auch für alles Unlebendige, die sogenannte „tote" Materie.

In unserem Universum, egal ob hier auf Mutter Erde oder im Kosmos, schwingt alles und auch irgendwie *miteinander*. Das nächste Kapitel dieses Buches „Das Phänomen Schwingung" wird dies näher beleuchten.

An dieser Stelle können wir anhand obiger Beispiele (zu denen es unzählige Beweise gibt) schon einmal eine wichtige Beobachtung formulieren:

Das Leben in uns und um uns herum neigt dazu, in einem Zustand von harmonischer Schwingung in Resonanz zu gelangen.

Und noch etwas Entscheidendes: Wie wir heutzutage aufgrund unserer raffinierten technischen Messinstrumente exakt nachweisen können, wird in resonanten Beziehungen weit weniger Energie verbraucht als in nicht-resonanten.

Das wundert nun auch wirklich niemanden, wenn wir in den zwischenmenschlichen Bereich hineinschauen:

Harmonische und stimmige Beziehungen geben Kraft und Geborgenheit, unharmonische gehen auseinander oder treffen sich bisweilen auch vor Gericht zur letzten gemeinsamen Feststellung: „Scheiden tut weh!"

Übrigens weiß das der Volksmund schon lange. Eine Formulierung wie: „Wir sind auf einer Wellenlänge" bedeutet doch: „Wir sind in Resonanz miteinander und schwingen im Einklang."

Auch der Schlager nimmt sich (wahrscheinlich eher unbewusst) des Phänomens des oben beschriebenen gemeinsamen Schwingens der liebenden Herzen in Titeln wie „Zwei Herzen im Dreivierteltakt" an.

Wir alle wissen es und spüren es tagtäglich: Harmonie ist etwas Gesundes und Disharmonie macht krank.

„Gesundheit hängt damit zusammen, wie gut wir mitschwingen, wie leicht wir in den Rhythmus unseres Lebens, aber auch seiner Umgebung hineinfinden", schreibt Ruediger Dahlke im Vorwort zu Thomas Künne/Inge Schubert: Die heilende Kraft der Planetenschwingungen – Vitalität aus den Ur-Prinzipien schöpfen (1)

Soll heißen: Mitschwingen in Resonanz hält uns gesund und vital.

Wer immer gegen die Wellen schwimmt, wird früher oder später schlapp. Das ist so aussichtslos wie Don Quichotes Kampf gegen die Windmühlenflügel. Es führt uns in den Widerstand und in die Blockade.

Und es fühlt sich an wie Gasgeben und Bremsen gleichzeitig. Beim Auto ist irgendwann die Kupplung oder die Bremse kaputt, beim Menschen nennen wir dies Unwohlsein oder Krankheit.

Dabei sind wir ständig in unserem Leben mit Resonanz oder Dissonanz konfrontiert, vom ersten bis zum letzten Atemzug.

Stellen wir uns nur einmal vor, wir kommen in eine uns wildfremde Gruppe von Menschen, die wir noch nie zuvor gesehen haben.

Zu der einen oder der anderen Person fühlen wir uns wie magisch hingezogen, mit wieder anderen wollen wir nichts zu tun haben, statt Sympathie spüren wir Antipathie. Offensichtlich finden wir keinen Draht zu diesen Menschen, wir sind nicht auf einer Wellenlänge.

Nichts anderes geschieht zwischen Rundfunk*sender* und Radio*empfänger*: Bei gleicher Wellenlänge treten beide in Kontakt und wir können teilhaben an dieser gelungenen Verbindung.

Sender und Empfänger sind zwar nicht identisch, aber um sich aufeinander einzuschwingen, bedarf es eines verbindenden inneren Programms oder Musters.

Dies gilt offenbar für das Radio genauso wie für die Liebesbeziehung zwischen zwei Partnern, das stimmige Arbeitsverhältnis oder die Pendeluhren an der Wand.

Das Verbindende ist immer die gemeinsame Schwingung in Resonanz zueinander.

„Mag der Krieg ruhig der Vater aller Dinge bleiben, wie es Heraklit formulierte. Zu jedem Vater gehört eine Mutter: Resonanz (= miteinander schwingen) ist die Mutter aller Dinge." (2)

Wie können wir dieses Wissen um das Resonanzprinzip sinnvoll und spielerisch leicht einsetzen?

Wenn wir nun z. B. unsere Biosphäre mit dem *Energetischen Schwingungs-Spray* (von Schwingung als Weg ®) unseres Sternzeichens einsprühen, treten wir augenblicklich mit diesem in Resonanz. Und zwar mit allem, was zu diesem Sternzeichen dazu gehört.

Wir schwingen uns auf das verbindende innere Muster ein, treten in eine wohltuende und harmonische Resonanz. Wir schwingen auf einer Wellenlänge.

Dies gilt übrigens für die Schwingungen *aller* Archetypen, die anschaulich in Teil II beschrieben sind.

Und noch etwas Entscheidendes:

All diese Archetypen sind Bestandteile von jedem von uns.

Hiervon handelt das Kapitel: „Das kollektiv Unbewusste in Gestalt der Urprinzipien"

Das nächste Kapitel „Das Phänomen Schwingung" wird uns hierbei wichtige Mosaiksteinchen zum Verständnis liefern können.

Das Phänomen Schwingung

Mit Hilfe der *Urschwingung* Om entwickelte sich einst der gesamte Kosmos, so lehrt es zumindest der tantrische Buddhismus: zuerst die feinstofflichen Welten und mit zunehmender Verdichtung der Schwingungen die Welt der Materie.

Für die orientalischen Weisen, die indischen Yogis, ist das gesamte Universum, welches mit unseren Sinnen sichtbar, fühlbar, hörbar und riechbar ist und somit für uns real, lediglich ein *Traum des Schöpfers*.

Dagegen ist eine Tatsache für sie unumstößlich: *Alles ist Schwingung.*

Schon der Vorsokratiker Heraklit wusste es und drückte es mit seinem berühmten „Panta rhei" aus: Alles fließt. Rudolf Steiner ging davon aus, dass alles Leben Rhythmus ist, und der Harvardprofessor Richard Alpert, später als spiritueller Lehrer Ram Dass bekannt, schrieb es: „Alles Leben ist Tanz." Moderne Quantenphysiker können es nur wiederholen: „Alles in diesem Universum ist Schwingung." (1)

Am Anfang gab es eine gewaltige Explosion, den sogenannten Urknall. Heute lebende Wissenschaftler sind sich recht einig darüber, dass dies vor über 14,5 Milliarden Jahren (1 Milliarde sind 1000 Millionen) geschehen ist: Eine unvorstellbare Energie wird frei und ins All geschleudert, wo sie sich im Laufe der Zeit an manchen Stellen zu Materie verdichtet. Das sind u. a. die unzähligen Galaxien, unser Sonnensystem und Mutter Erde, unser Heimatplanet.

Übertragen wir dieses Wissen auf uns Menschen, so drängt sich eine Erkenntnis geradezu auf:

„Wir wissen heute sehr genau, dass im Universum ständig und ununterbrochen energetische Schwingungen zu verzeichnen sind. In einer Sphäre und Umgebung, die durch Energieschwingung ‚erschaffen' wurde, kann kein Lebewesen existieren, das nicht dieselben Eigenschaften und ‚Energiekanäle' wie die Außenwelt hat. Ähnlich wie das Universum besitzen deshalb auch andere Lebewesen sowie der menschliche Körper einen ‚Energiefluss', der ununterbrochen schwingt und die Frequenzen der Energie zum Leben braucht wie das ‚täglich Brot'." (3)

Unsere moderne Quantenphysik kann heute in unvorstellbar kleine Teilchen hineinschauen. Es ist die Welt des *Mikrokosmos.*

Auch ist „Schwingung" aus der modernen Medizin von heute nicht mehr wegzudenken. Die Kernspin- bis hin zur Magnetresonanztherapie, mit deren Hilfe wir praktisch alle Bereiche des inneren Menschen dreidimensional abbilden können, bedienen sich des Schwingens von Atomen, Strahlen, Feldern und Molekülen.

Das Resultat sind fast unglaubliche „Bilder" aus unserem Körperinneren.

Andererseits können wir mit den heutigen gigantischen Teleskopen schon sehr weit ins Universum hinausschauen (in den *Makrokosmos*).

Das Faszinierende dabei ist: Mit unserem heutigen Wissen können wir im Grunde nur beweisen, was unsere Ahnen in ihrer Weisheit schon immer wussten.

Einer davon ist sicher Philippus Aureolus Theophrastus Bombastus von Hohenheim.

Wir kennen ihn besser unter dem Namen *Paracelsus* (4), diesen genialen Arzt, Alchemisten, Mystiker und Philosophen, der seiner Zeit so weit voraus war.

Mit einem Aspekt seines Wirkens, dem *spagyrischen Weltbild des Trennens und Verbindens,* werden wir uns im nächsten Kapitel näher befassen.

Ihm verdanken wir letztlich auch die Gleichung *Mikrokosmos = Makrokosmos,* die wir heute, fast 500 Jahre nach seinem Tod, nur bestätigen können.

Apropos Schwingung: *Was oben schwingt, schwingt unten mit und umgekehrt,* das ist eine ganz wesentliche Folgerung dieser Gleichung.

Dasselbe besagen übrigens die hermetischen (5) Gesetze:

„Wie oben, so unten – wie innen, so außen" (6)

Und von da ist es nicht mehr weit zu Johann Wolfgang von Goethe (7), der diese Erkenntnisse in so ausdrucksstarke Worte und Gleichnisse fassen konnte wie kaum ein Zweiter:

Natur hat weder Kern Noch Schale, *Alles* ist sie mit einem Male.

Denn das ist der Natur Gestalt, Dass *innen* gilt, was *außen* galt.

Müsset im Naturbetrachten Immer Eins wie Alles achten, Nichts ist drinnen, nichts ist draußen, Denn was innen, das ist außen.

Diesem jahrtausendealten Wissen tragen die *Energetischen Schwingungs-Sprays* Rechnung. In ihnen verbinden sich die zeitlosen Weisheiten unserer Ahnen mit den heutigen technischen Möglichkeiten der Herstellung.

Ergebnis sind einzigartige Kompositionen, die all unsere Sinne augenblicklich mit dem energetisch-ätherischen Hauch des entsprechenden Urprinzips umhüllen und unsere gesamte Biosphäre im *Innen und Außen* erwecken und dynamisieren.

Das spagyrische Weltbild des Trennens und Verbindens

Energetische Schwingungs-Sprays sind spagyrische Kompositionen, die wie der Mensch aus den Elementen Körper, Geist und Seele bestehen.

Spagyrik ist die praktische Umsetzung einer uralten, ausgefeilten und umfassenden Philosophie, deren Ursprünge im europäischen Raum bei Paracelsus zu finden sind. Spagyrik ist Alchemie und bedient sich deren Prozessen und Verfahren.

Der Begriff „Spagyrik" wird aus den griechischen Wörtern für „trennen" und „verbinden" gebildet.

Betrachten wir zunächst einmal einen spagyrischen Prozess des Trennens und Verbindens am Beispiel einer Pflanze, die wie der Mensch in der Dreiheit von Körper, Seele und Geist gesehen wird:

Heute würden wir sagen, dass die festen Bestandteile der Pflanze den *Körper* bilden, die ätherischen Öle die *Seele* und der aus der Pflanze gewonnene Alkohol den *Geist*.

Damit haben wir nun drei Teile, in die eine Pflanze bei der spagyrischen Aufbereitung getrennt wird.

Die Pionierarbeit für die heilende Wirkung, die Samuel Hahnemann (1755-1843) für die Homöopathie geleistet hat, vollbrachte Dr. Carl Friedrich Zimpel (1801-1897) für die Spagyrik.

Heute gibt es bereits allerorts Ärztinnen und Ärzte, Heilpraktikerinnen und Heilpraktiker, die mit spagyrischen Heilmitteln vertraut sind und diese zur Gesundung verschreiben.

Die Spagyrik beschränkt sich übrigens nicht nur auf die Zubereitung von Pflanzen: In sehr aufwändigen Verfahren können auch Metalle und Mineralien spagyrisch aufbereitet und so für den menschlichen Körper aufgeschlossen werden.

Energetische Schwingungs-Sprays (von Schwingung als Weg ®) enthalten diese Dreiteilung in Form der Metalle, Edelsteine und Pflanzen, die nach der Herstellungsweise des Trennens und Verbindens in ihre drei philosophischen Prinzipien – Körper, Seele und Geist – geteilt, gereinigt und wieder verbunden werden. Die Zuordnung der Metalle, Edelsteine und Pflanzen entspricht den Analogieketten des entsprechenden Urprinzips. Hierzu später mehr.

Zurück zur Pflanze: Die einzelnen Teile werden nun durch bestimmte Vorgänge gereinigt und anschließend wieder verbunden. *Trennen und Verbinden* ist nun abgeschlossen.

Klingt einfach, erfordert aber in der Umsetzung und Praxis ein enormes Maß an Können, Erfahrung und Wissen. Deshalb finden sich nur wenige wissende Menschen, die dieses Herstellungsverfahren verstehen und umsetzen können.

Die Firma Light-of-Nature ® (Sigrun Scherneck) ist ein solches Kleinod des spagyrischen Wissens (www.light-of-nature.de). In der mitangegliederten *Academia Hermetica* wird die spagyrische Alchemie praktisch gelehrt und umgesetzt.

Für die Herstellung der *Energetischen Schwingungs-Sprays* nach der Idee, Entwurf und Konzeption von Thomas Künne (www.schwingung-als-weg.de) konnte es folglich keinen kompetenteren Partner geben.

Entstanden sind absolut einzigartige spagyrische Kompositionen, die in vollkommener biologischer Reinheit mit Weisheit produziert werden, vorzugsweise aus kontrolliert biologischem Anbau.

In ihnen ist das *Trennen und Verbinden* im Sinne der Spagyrik umgesetzt.

Auf angenehme Weise ermöglichen sie einen geradezu genial einfachen und beschwingten Zugang zu unseren Urprinzipien, indem sie der theoretischen, seit Urzeiten bekannten Philosophie einen konkreten Erfahrungsraum in unserer Biosphäre hinzufügen.

Und dies alles mit verführerischen Düften, die direkt über das limbische System unsere Sinne ganzheitlich anregen.

Hiervon handelt das nächste Kapitel: „Die sinnliche Welt der Düfte".

Die sinnliche Welt der Düfte

Wer kennt das nicht – ein bestimmter Geruch erinnert uns an etwas Schönes aus unserer Kindheit.

Vielleicht dringt aus einer Bäckerei der betörende Geruch von Zimt: wie damals, als wir mit Oma und Mami Plätzchen gebacken haben.

Beim Sonntagsspaziergang um die Mittagszeit duftet es aus einem Haus heraus: Der Braten mit Rotkohl erinnert uns an Weihnachten im Kreise der Lieben und die anschließende Bescherung.

Am Ende der Straße dringt Kaffeeduft durch ein geöffnetes Fenster:

Wer hat da nicht sofort die Assoziation an ein entspannendes Päuschen bei einer gemütlichen Tasse Kaffee?

Nicht erst seit Patrick Süskinds Bestseller „Das Parfum" wissen wir, was Gerüche auslösen können: Sinnlichkeit vom ersten bis zum letzten Atemzug.

Unsere Nase ist ein kleines Wunder: Rund 10000 verschiedene Düfte kann sie unterscheiden, unser Geschmackssinn nur fünf. Das weiß jeder, der einmal mit Schnupfen sein Lieblingsessen gegessen hat: es schmeckt plötzlich vollkommen fad.

Bleibt die Frage: Wie funktioniert eigentlich das Riechen?

Die erste Station bei der Geruchswahrnehmung ist die Riechschleimhaut oben in der Nasenhöhle. Hier sitzen auf der winzigen Fläche von 5,5 Quadratzentimetern unsere 3 Millionen Riechsinneszellen, das ist die Größe einer 2-Euro-Münze.

Jede dieser Riechzellen ist auf einen bestimmten Duftstoff spezialisiert.

Schauen wir uns zum besseren Verständnis den oben erwähnten Kaffeeduft an: Hierbei sind insgesamt 15 Duftkomponenten für unseren Geruchseindruck von Kaffee maßgeblich. Und jede davon regt eine ganz bestimmte Sorte unserer 10000 Riechzellen an.

Somit werden lediglich 15 verschiedene Riechzellen beim Kaffeeduft aktiviert, die vielen Tausend anderen reagieren erst gar nicht.

Nun werden die Duftstoffmoleküle des Kaffees von Rezeptoren aufgenommen, die in die wässrige Schleimschicht der Nasenschleimhaut hineinragen. Bevor ein Duftstoff an ein Sinneshaar andockt, löst er sich somit also zunächst im *Seelenelement Wasser*.

In der Folge löst der Duftstoff in der Zelle einen elektronischen Impuls aus. Dieser Impuls wird im Innern der Zelle um das bis zu 1000-fache verstärkt.

Genau dies geschieht auch bei den wundervollen Duftkompositionen der *Energetischen Schwingungs-Sprays*.

Und sie machen sich einen weiteren „Vorteil" der Evolution zunutze: Die Nase ist das einzige Sinnesorgan, welches seine Impulse *direkt* ins Hirn leitet, ohne dass noch andere Nervenzellen dazwischengeschaltet sind.

Aus dem Riechkolben (= Nase) werden die Impulse ungefiltert in das sogenannte Riechhirn (im älteren Teil der Hirnrinde) weitergeleitet. Dort werden sie wie in einem kleinen Datenzentrum berechnet, sortiert und gebündelt weitergeschickt in einen Hirnteil namens *Mandelkern*.

Dieser gehört zu einem sehr alten Gehirnareal, dem sogenannten *limbischen System,* dem Sitz der *Emotionen* und der Entstehung von Triebverhalten.

Dieses *limbische System* ist weiterhin auch für die Ausschüttung von Endorphinen (den sogenannten „Glückshormonen") verantwortlich.

Hier erzeugen die eintreffenden Duftinformationen blitzschnell ein *Gefühl*. Und je nach Geruch kann dies natürlich die gesamte Bandbreite aus der Welt der Gefühle auslösen:

Schauen wir ins Tierreich, so erfüllen Düfte auch eine überlebensnotwendige Funktion im Liebesleben. Beim Hummer funktionieren die Duftstoffe sogar unter Wasser. Und das ist auch gut so, denn ohne die richtige Duftbotschaft würden die Hummer übereinander herfallen und sich gegenseitig verspeisen anstatt sich zu paaren. Mit dem richtigen Liebesduft darf *sie* nach der Liebesnacht in *seine* Höhle einziehen und dort noch ein paar Tage wohnen.

Abhandlungen über Düfte und deren Wirkung füllen inzwischen ganze Bibliotheken. Die Beschäftigung mit dem Wunder der Sinneswahrnehmung „Riechen" ist ein weites und lohnendes Feld, führt es uns doch auf direktem Wege zu einer ehrfurchtsvollen Haltung gegenüber einer „höheren Intelligenz". Nennen wir sie Evolution, Gott oder „schöpferisches Universum" (8)…

Schauen wir zu uns Menschen: Dort verwenden die „Weibchen" zum Anlocken der „Männchen" seit Menschengedenken ebenfalls Duftstoffe und helfen den natürlichen körpereigenen häufig mit *Parfums* nach. Ganze Industriezweige leben sehr gut davon.

Partnerschaften stehen übrigens kurz vor dem Aus, wenn sich beide *„nicht mehr riechen können"*. Das hört man zumindest aus Psychologenkreisen.

Wichtig für die Betrachtungsweise in diesem Buch sind vor allem folgende Tatsachen:

- Düfte wecken augenblicklich Erinnerungen und Assoziationen.
- Diese Erinnerungen und Assoziationen werden im limbischen System (re-)aktiviert.
- Der Sitz des Gedächtnisses im benachbarten Gehirnteil, dem sogenannten Hippocampus, lässt sofort die inneren Bilder entstehen, die der jeweilige Duft heraufbeschwört.

Beim Sprühen der *Energetischen Schwingungs-Sprays* erinnern uns diese einzigartigen Duftkompositionen direkt an die *in uns* schlummernden Archetypen und ihre Wesensmerkmale. Denn diese sind wie der Duft aus Kindertagen in uns abgespeichert.

Hiervon handelt das nächste Kapitel: „Das kollektiv Unbewusste in Gestalt der Archetypen".

Zur empfohlenen Anwendung: als Body-Spray (um den Körper herum) oder zur Lebensraumbeduftung.

Das kollektiv Unbewusste in Gestalt der Archetypen

Wie im menschlichen Körper (Mikrokosmos) sind die Zellen des Universums (Makrokosmos) miteinander in Verbindung und ständigem Austausch.

Alles ist *ein* Körper, *eine* Ganzheit und damit *Ein*heit.

Alles ist in allem und alles ist in uns.

In unserer Welt der Polarität (oben *und* unten, Yin *und* Yang, Tag *und* Nacht, Leben *und* Sterben etc.) mag dieser Eindruck der *Getrenntheit* entstehen. In Wirklichkeit ist es das aber nicht.

Durch den Urknall vor über 14,5 Milliarden Jahren und damit der bis heute andauernden Expansion des Universums wurden lediglich unendlich viele Puzzleteile und Mosaiksteinchen aus der *Ein*heit in die *Viel*heit hinausgeschleudert.

Seitdem sind diese Teile auf der Suche nach Einheit, jedes an seinem Platz und unendlich weit auseinander.

Haben wir auch deshalb ab und zu in unserem Leben das Gefühl, etwas wiederzuerkennen?

Und das, obwohl unser Verstand sagt: „Das kann doch gar nicht sein! Das gibt´s doch gar nicht!"

Wir hören ein Wort, einen Satz, einen Gedanken, sehen einen Ort, ein Haus, eine Landschaft oder auch nur ein Bild, nehmen ein Geräusch wahr und glauben im ersten Moment, etwas „Neues" kennen zulernen und doch durchzuckt es uns noch im selben Moment:

Schon mal gehört, schon mal gesehen, schon mal erlebt.

Noch direkter und ungefilterter geschieht dies bei Gerüchen, wie wir im vorigen Kapitel „Die sinnliche Welt der Düfte" gesehen haben.

Längst ist der Begriff „*Déjà vu*" in unseren täglichen Sprachgebrauch übergegangen und jeder weiß, was damit gemeint ist.

Und genau diese Erfahrung machen wir (vor allem unser Unterbewusstsein), wenn wir bei Verwendung der *Energetischen Schwingungs-Sprays* (von Schwingung als Weg ®) mit unseren Archetypen in Resonanz gehen.

Denn diese archetypischen Urschwingungen der Planeten verkörpern die für unser Leben auf Mutter Erde wichtigsten Resonanzen in uns selbst: *Sonne, Merkur, Venus, Mond, Mars, Jupiter, Saturn, Uranus, Neptun und Pluto.*

Von besonderer Bedeutung für unser Leben sind die Schwingungen unseres *Aszendenten* (der aufsteigende Tierkreis/Archetyp in unserer Geburtsminute) und natürlich des *Sternzeichens*.

Wer sich hierzu vertiefend informieren möchte, dem sei ein Stöbern in den Internetportalen www.schwingung-als-weg.de und/oder www.quelle-der-kraft.de empfohlen.

Hier wird der gesamte Wirkungskreis der Urprinzipien und Archetypen sowohl im theoretischen Erkenntnisweg (Astrologie) als auch durch das praktische Erleben mittels der Stimmgabelmethode der Phonophorese (9) dargestellt. Hier werden die Verbindungsfäden zwischen Vergangenheit und Zukunft im entspannten Hier und Jetzt zusammengeführt, denn:

Alles ist Schwingung, alles ist Energie und alles steht mit allem in Verbindung.

Dabei entspricht unser Mikrokosmos (Körper – Seele – Geist) exakt dem Makrokosmos Universum, denn es gilt: wie oben, so unten, wie innen, so außen und Mikrokosmos entspricht Makrokosmos.

Mit dieser Erkenntnis haben wir einen Schatz wieder-entdeckt, dessen Existenz wir mit Hilfe der Energetischen Schwingungs-Sprays in uns erspüren und entdecken können, immer und immer wieder. Und dann werden wir vielleicht so reich beschenkt wie die Schatzsucher in den Legenden und Märchen.

Wie kann das gelingen? Das klingt ja nach in uns *fühlbarer Planetenschwingung.*

Ja, so ist es auch tatsächlich.

Die Urprinzipien sind stets präsent in unserem Zellbewusst-sein, sie sind sozusagen eincodiert in unserem Unterbewusst-sein, in unseren Genen, in unserer DNS.

So sind sie also jederzeit im Außen und in uns wahrnehmbar.

Bei Verwendung der *Energetischen Schwingungs-Sprays* geht unsere Innenwelt mit der Außenwelt in Resonanz.

Weshalb ist dies so?

Die Antwort ist so einfach wie einleuchtend: Seit Milliarden von Jahren durchdringen und durchschwingen diese Planeten einfach alles auf Mutter Erde. Denn als Bestandteil des Makro-kosmos Universum sind diese Schwingungen gleichzeitig in jeder Faser von uns und Mutter Erde.

Es gilt: Alles ist in allem und alles ist in uns. Sie sind dem-nach auch ein Teil von dir und mir und wir kennen sie. Und wir erkennen sie augenblicklich wieder („Déjà vu"), wenn wir mit ihnen in Kontakt und Resonanz gehen.

Das ist wie ein Wiedersehen unter Freunden, die irgendwann einmal durch irgendwelche Lebensumstände getrennt wurden: sie liegen sich freudig in den Armen und können ihr Glück kaum fassen.

Und urplötzlich, wie aus heiterem Himmel, ist es wieder da:

dieses verbindende Gefühl von Urvertrauen, egal wie lange die zeitliche und räumliche Trennung war.

Unsere Seele trägt diese Urschwingungen in sich, diese „Himmelsharmonie", diese „Harmonie der Sphären", wie sie Johannes Kepler (10) bezeichnete und somit seine Entdeckungen und Erkenntnisse in den Raum unseres abendländischen Wissenschaftsdenkens integrierte.

Entdecken bedeutet im Zusammenhang mit den Urschwingungen und somit mit den Archetypen:

Kepler wie auch alle Forscher und Denker vor ihm und nach ihm, die sich mit dem Wesen der Archetypen (Urschwingungen) befasst haben oder befassen, heben lediglich den ständig vorhandenen Schatz des menschlichen Ahnens, Fühlens und Wissens aus dem Unterbewusstsein ihrer Zeitgenossen in deren Bewusstsein.

Denn wie kann man etwas entdecken, was von Ewigkeit zu Ewigkeit existiert und tief in unserer Seele eincodiert ist?

Offensichtlich sind die Urprinzipien (Urschwingungen) also Archetypen, die a priori (11) vorhanden sind.

Die Reihe der Namen, die ihre Forschung diesen Archetypen verschrieben haben, ist ebenso beeindruckend wie Respekt auslösend:

Plato und Pythagoras sind die ersten überlieferten Denker und Forscher, gefolgt von Plinius, Cicero und Claudius Ptolemäus in der Antike, um nur einige zu nennen.

In der Neuzeit steht ein Name sozusagen als Synonym für die Archetypen:

Es ist C. G. Jung, der Schweizer Psychologe und Psychiater (1875-1961), ein Schüler Sigmund Freuds. (12)

Seine Forschungen mündeten allesamt in der Erkenntnis des kollektiven Unbewussten und damit der Archetypen.

Er hat uns gelehrt, dass es ebenso unklug wie unmöglich

ist, archetypisches Urwissen verdrängen oder gar abschaffen zu wollen.

Konkret würde dies nämlich bedeuten: Wir wollen Teile von uns herausoperieren und auf den Müll schmeißen.

C. G. Jung machte unmissverständlich deutlich, dass die Urschwingungen (Archetypen) in allem Lebendigen und Unlebendigen stecken.

So ist es für ihn auch nicht verwunderlich und er legt hierfür unzählige Beweise vor, dass es ein globales Urwissen um die Archetypen in allen Kulturen gibt, in Form von Legenden, Sagen, Märchen und Mythen, Liedern oder Dichtkunst.

Die jedermann geläufigen Sternzeichen sind im Grunde diese Archetypen. Im übernächsten Kapitel „Sternzeichen" werden wir sehen, dass Archetyp und Sternzeichen die zwei Seiten derselben Medaille sind.

Noch etwas Entscheidendes: Das Urwissen in Form der Urprinzipien (= Archetypen) ist immer präsent und wesentlich, von Ewigkeit zu Ewigkeit.

Worin liegt nun eigentlich der Unterschied zwischen Wissen und Urwissen der Menschheit?

Das Wissen der Menschen ist in kürzester Zeit gewaltig angewachsen, keine Generation vor uns wusste so viel und täglich wird es mehr. Über das Internet kann heute (fast) jeder teilhaben an diesem globalen Superhirn des Wissens.

Das Urwissen und die Weisheit dagegen blieb und bleibt, wo sie war und was sie war. Beide verändern sich nicht.

Wissen wird in Kopf und Verstand erdacht und gedacht, Urwissen dagegen wird ganzheitlich in Körper, Seele und Geist erlebt, erfühlt und erfahren. Weisheit geschieht im Herzen.

Bei den meisten heute im Westen lebenden Menschen

schlummern Urwissen und Weisheit aber einen regelrechten Dornröschenschlaf, bei manchen ein ganzes Leben lang.

Weisheit und Urwissen warten bei jedem geduldig, bis sie wachgeküsst werden.

Wenn wir also z. B. das *Energetische Schwingungs-Spray* unseres Sternzeichens verwenden, so gehen wir augenblicklich mit dem entsprechenden Archetyp/Urprinzip in Resonanz, es gilt: wie außen, so innen – wie oben, so unten.

Wenn es uns gelingt, dieses Innen und Außen in Harmonie zu bringen, dann könnte dies märchenhafte Folgen nach sich ziehen:

„Und sie lebten glücklich und zufrieden bis zu ihrem Lebensende. Und wenn sie nicht gestorben sind, so leben sie noch heute."

Analogieketten

Die zwölf Tierkreiszeichen mit den entsprechenden Archetypen sind die Ursymbole der gesamten Existenz der lebendigen wie auch der (scheinbar) toten Materie.

Sie bilden die archetypischen Kräftespiele, denen sich nicht nur der Mensch in all seinen Funktionen, sondern auch die Welt und das gesamte Universum in allen ihren Erscheinungsformen zuordnen lassen.

Unsere heutige westliche Welt denkt hauptsächlich *analytisch* und *kausal,* die Frage nach Ursache und Wirkung („Das ist so, weil …") steht im Vordergrund.

Der im vorigen Kapitel erwähnte C. G. Jung nennt die *analoge* Beziehung aller Existenz „Synchronizität", Ruediger Dahlke und Nicolaus Klein sprechen vom „senkrechten Denken und Weltbild"(13), weil es unserem waagerechten Denken in linear-kausaler Struktur polar gegenübersteht.

Klingt kompliziert, ist aber ganz einfach, wenn wir es einmal mit einem Beispiel illustrieren.

Nehmen wir einmal das Urprinzip „Sonne" (= Sternzeichen Löwe):

Da ist zum einen die materielle Form der Sonne am Himmel. Sie ist das lebensspendende Prinzip, mit ihren Strahlen macht sie Leben auf diesem Planeten erst möglich.

Dieses Strahlen des Prinzips Sonne findet sich auch in dem Metall *Gold* oder der Farbe Gelb wieder.

Das entsprechende Körperorgan ist das Herz. Wenn das Herz nicht mehr schlägt, ist kein Weiterleben möglich, analog zur Sonne: wenn sie nicht mehr scheint, erlischt das Leben.

Das *Prinzip Sonne* findet sich in der Natur in den Pflanzen (z.B. Johanniskraut), in Landschaften, Baustilen, Berufen etc. wieder.

Wollten wir alle Erscheinungsformen des Urprinzips *Sonne* sowie der Urprinzipien *Mars, Venus, Merkur, Mond, Pluto, Jupiter, Saturn, Uranus und Neptun* auflisten, so müssten wir dieses Buch mit einem Gabelstapler transportieren.

Wer sich hier einen umfangreichen Überblick über das ganzheitliche Denken in archetypischen Urmustern verschaffen möchte, der findet eine sinnvolle Auflistung der charakteristischen Merkmale im oben erwähnten Buch von Ruediger Dahlke und Nicolaus Klein: „Das senkrechte Weltbild". (13*)*

Zurück zum Urprinzip Sonne im Energetischen Schwingungs-Spray „Sonne":

In spagyrischer Aufbereitung des Trennens und Verbindens in Körper, Geist und Seele finden sich *ausschließlich* Bestandteile, die zum Urprinzip Sonne gehören:

Metall = Gold
Edelstein = Rubin
Pflanze = u. a. Orange, Mandarine, Lorbeer, Weihrauch
(als ätherische Öle)

Für alle 11 (10 Urprinzipien plus Erde = 11) Energetischen Schwingungs-Sprays (von Schwingung als Weg ®) gilt dasselbe: Die jeweiligen Bestandteile entsprechen *exakt* der Analogiekette des entsprechenden Urprinzips in einer einzigartigen Konsequenz und spagyrischen Reinheit (siehe auch: *Zuordnungstabelle – Alles auf einen Blick* am Ende dieses Buches).

Was heißt dies konkret für die Anwendung?

Jedes der *Energetischen Schwingungs-Sprays* (von Schwingung als Weg ®)führt augenblicklich in Resonanz mit dem entsprechenden Urprinzip.

Bitte beachten: Wir besitzen nicht nur das Urprinzip unseres Sternzeichens. Wir tragen *alle* Urprinzipien in uns. Alle wollen beachtet und gelebt werden.

Bestimmte Lebenssituationen in der Außenwelt erfordern eine entsprechende Resonanz in der Innenwelt.

Teil II dieses Buches beleuchtet unseren Alltag in wichtigen Bereichen von Partnerschaft bis Kindererziehung. Hierbei leuchtet jedem sofort ein: Die Archetypen/Urprinzipien sind immer präsent, häufig sogar mehrere gleichzeitig.

Teil II kann somit als eigenständiges „Handbuch" über Sternzeichenqualitäten und damit Urprinzipien verstanden und genutzt werden, ohne oder mit Verwendung der *Energetischen Schwingungs-Sprays*.

Wichtig in diesem Zusammenhang ist eine Tatsache:

„Wir können im *Außen* nur ernten, was im *Innen* gewachsen ist" –- nichts anderes besagt das Resonanzprinzip.

Und: Wachstum geschieht immer von innen nach außen und niemals umgekehrt.

Die Blume wächst aus dem Samenkorn, das Universum „wächst" aus dem Urknall.

So ist das.

Sternzeichen

Sternzeichen und Archetypen sind die zwei Seiten derselben Medaille. Es gibt zwölf Sternzeichen und zehn Urprinzipien (= Archetypen).

Venus und Merkur sind derzeit die sogenannten Herrscher von jeweils *zwei* Sternzeichen: Merkur für *Zwilling* und *Jungfrau*, Venus für *Stier* und *Waage*.

Sternzeichen	Archetyp = Urprinzip
♈ Widder	♂ Mars
♉ Stier	♀ Venus
♊ Zwilling	☿ Merkur
♋ Krebs	☾ Mond
♌ Löwe	☉ Sonne
♍ Jungfrau	☿ Merkur
♎ Waage	♀ Venus
♏ Skorpion	♇ Pluto
♐ Schütze	♃ Jupiter
♑ Steinbock	♄ Saturn
♒ Wassermann	♅ Uranus
♓ Fische	♆ Neptun

Unser Heimatplanet *Erde*, die Mutter all unseres irdischen Lebens und unserer Verwurzelung ist zwar kein eigentliches *Urprinzip*, aber der *Bezugspunkt* in allen Formen unserer Existenz. Wie im ptolemäischen Weltbild sehen wir die Welt und das All von der Mutter Erde aus. Dieser Bedeutung tragen wir mit dem Energetischen Schwingungs-Spray *Erde (= Om)* Rechnung.

Das Symbol für Erde: ♁

Teil II:

Die Schwingungen der Urprinzipien in der praktischen Anwendung

Sternzeichen Widder ♈

(= Archetyp Mars ♂): 21. März bis 20. April (14)
„Ich kam, sah und siegte – veni, vidi, vici"

Der Winter hat ausgedient und ist klar besiegt.

Wenn die Sonne den Himmelsabschnitt betritt, den wir Widder nennen, werden die Tage wieder länger und die Nächte kürzer, der Frühling ist nicht mehr aufzuhalten, es ist der Sieg des Lichtes über die Dunkelheit.

Die Energie der Natur im Frühling hat sehr viel mit Aufbruch und Neuanfang zu tun: Die Natur drängt nun vehement und impulsiv an die Erdoberfläche, der Blick ist nach vorne gerichtet, die kraftspendende Sonne kommt mit jedem Tag mehr zu Kräften.

Das Wesen der Widder-Geborenen entspricht diesem Naturgeschehen: nur Taten und Aktionen geben dem Leben einen Sinn.

Stillstand und Monotonie wird als tödlich (langweilig) empfunden, als schal und unlebendig.

Das zum Sternzeichen Widder gehörige Urprinzip ist Mars, der Krieger, der Kämpfer, der Impulsgeber und Pionier, der ständig Neuland betreten muss.

Das ist die Neugier auf das blühende Leben in allen Bereichen, auf das Unbekannte, das es zu erobern gilt.

Ein Blick in die Kulturgeschichte hilft uns diese Eigenschaft besser zu verstehen: Ein hervorstechendes Beispiel unter den Widder-Persönlichkeiten ist das Genie der Renaissance *Leonardo da Vinci*, dessen Kunst und Erfindungen Geschichte gemacht haben, ein Pionier in unzähligen Bereichen des Lebens.

Erinnern wir uns weiter an den kämpferischen und impulsiven Pinselstrich von *Vincent van Gogh*, voller Leidenschaft und feuriger Lebenskraft, ganz im Zeichen des Widders.

In der jüngeren (sowjetischen) Politik bleibt sicher die Widder-Persönlichkeit *Nikita Chruschtschow* unvergessen, der mit lautem Hämmern seines eigens dafür ausgezogenen Schuhs die Bedeutung seiner Worte am Rednerpodest unterstrich.

Die körperliche Entsprechung des Widder-Prinzips ist der Kopf, weniger im Sinne von Verstand als vielmehr als Symbol: Das Baby kommt (normalerweise) zuerst mit dem Kopf durch den Geburtskanal, es ist der (erste) Sieg des Lichten über die Dunkelheit, es ist die erste Heldentat des Neugeborenen, die Geburt von etwas unbekanntem Neuen!

Ein widderbetonter Mensch tritt sein Leben folglich mit der Aufgabe an, immer wieder in seinem Leben für neue „Geburten" zu sorgen.

Es gilt, Altes, was dem Leben nicht mehr nützt, mit seinem Schwert des Mars abzusäbeln, „Ent-Scheidungen" klar und deutlich herbeizuführen und umzusetzen.

Somit verhält er sich wie der Frühling, der mit Widder-Energie aus der nach Sonne und Leben lechzenden Natur herausbricht, ohne Bedenken oder Skrupel, einfach dem inneren Drang und der Energie des Neuanfangs folgend.

DAS PRINZIP DER MARS-ENERGIE ♂

Die Schwingung des Archetyps Mars ♂ (= Sternzeichen Widder ♈) führt uns augenblicklich in Resonanz mit der Kraft des Frühlings, des Aufbruchs und des Neubeginns. Sie stärkt unsere Willenskraft und unser Durchsetzungsvermögen.

Körperliche Ebene:

Die Mars-Energie ist eine starke und männliche Energie (Yang). Kraftvoll wie der Kriegsgott Mars in der Antike baut sie Energien auf und macht bereit für den „Kampf des Lebens". Auf körperlicher Ebene unterstützt sie die Muskulatur, die notwendigen Energien freizusetzen. Sie hilft, sich im Leben durchzubeißen und, wenn nötig, die Krallen zu zeigen.

Seelische Ebene:

Die Mars-Energie führt in Resonanz mit der Kraft des Anfangs, mit dem jede Form des Lebens beginnt (Frühling, Geburt, Eroberung aller Art). Mars-Energie ist Aggression, Aggression aus der Welt schaffen zu wollen (oder noch schlimmer: in den Schatten zu verdrängen), ist der Versuch, das Leben abzuschaffen. Leben ohne Mars ist nicht möglich. Aggression selbst ist wertfrei (lat. aggredi = herangehen). Sie ist der Impuls, der einen Anfang erst möglich macht. Sie fördert unsere Willenskraft sowie die Energie, die auf ein Ziel gerichtet ist. Es ist die Kraft der „Initialzündung", der Schöpfung, des Urknalls.

Geistige Ebene:

In der Polarität des Lebens können wir ohne Mars nicht als Ego existieren, auch nicht, wenn wir uns für unendlich friedlich halten, pazifistisch quasi. Es geht darum, Mars in der erlösten Form zu leben und nicht in den Schatten oder die Blockade abzuschieben. Mars ist ein Urprinzip und will gelebt werden, Aggression als Möglichkeit und Herausforderung, neue Impulse zu setzen, Pioniergeist zu entwickeln, „heiße Eisen" (Eisen als Element gehört zum Urprinzip Mars) anzupacken, Neuland auf allen Bereichen des Lebens zu erobern, das Wunder des aufkeimenden Lebens (im Frühling = Sternzeichen Widder/Urprinzip Mars) immer wieder zu erspüren und zu erleben.

Mars-Energie im Alltag in Stichworten:

Spontaneität, Aktivität, Durchsetzungsvermögen, Willenskraft, Eroberergeist, körperliche Kraftanstrengung, Kampfgeist, Impulskraft, sportliche Wettkämpfe und Turniere, Kampfsportarten (Boxen, Squash, Stürmer im Fußball etc.)

Mars-Energie in der Partnerschaft:

Beschützermentalität, Krieger und Eroberer, männliche Ausstrahlung, Konfliktbereitschaft (Gewitter mit anschließendem Sonnenschein), männliche Sexualkraft

Mars-Energie bei Kindern:

Energie zu einem eigenen Willen, Impulsivität, Bereitschaft zu selbständigem Handeln, kraftspendende Wirkung bei körperlichen Aktivitäten (z. B. Judo, Staffellauf, Bundesjugendspielen), weckt den Kampfgeist.

Sternzeichen Stier ♉

(= Archetyp Venus ♀): 21. April bis 20. Mai
„Wer nicht geniesst, ist ungeniessbar"

Die Natur wird zum Schlaraffenland!

Im zweiten Frühlingsmonat, im Stier-Monat, verwurzeln sich zunächst die Pflanzen, die sich zuvor so mutig aus der Finsternis ins Licht gekämpft haben. Diese Wurzeln in Mutter Erde geben den noch unsicheren Pflänzchen *Halt und Sicherheit*, ein Bedürfnis, welches auch den Stier-Geborenen zuzuordnen ist.

Die Sonne wird immer kräftiger und im Wonnemonat Mai zeigt sich dann das pralle Leben, die Natur wird üppig und nährend zugleich, weitaus großzügiger und genussfreudiger als die zurückliegenden Wintermonate.

Übertragen auf den Charakter dieses Tierkreiszeichens bedeutet dies zunächst eine verwurzelte und bodenständige Lebenseinstellung.

Es geht im Leben des Stieres um das Sesshaftwerden, um das Sichansiedeln, -verwurzeln und -vermehren, um die Hege und Pflege seiner „Felder", die er bearbeitet, um immer wieder neues Leben sichtbar zu machen.

Das zum Sternzeichen Stier gehörende Urprinzip ist Venus, das Symbol für Schönheit, Ästhetik, Genuss und Hingabe.

Wichtig ist all das, was der Mensch mit seinen Sinnen wahrnehmen kann, was er sinnlich be-greifen kann, und weniger geistige Höhenflüge oder spinnige Abgehobenheit.

Eine bedeutende Rolle spielt auch die materielle Sicherheit.

„Schaffen, sparen, Häusle bauen" und „my home is my castle" sind Sprichwörter, die gut hierzu passen.

Ein angenehmes und zufriedenes Leben in Harmonie und Frieden ist ein fester Wunsch des Stier-Charakters, mit zunehmendem Alter auch der Wunsch zu geistigem Wachstum und Verwurzelung.

Interessante Persönlichkeiten aus der Vergangenheit finden wir u. a. in Buddha, Karl Marx oder auch Sebastian Kneipp. Sie zeigen deutlich, auf welch verschiedene Arten Menschen mit der Stier-Qualität umgehen:

Die ganzheitliche Anwendung der wunderbaren Natureinflüsse auf das Wohlbefinden des Menschen bei *Sebastian Kneipp* ist ein schönes Beispiel einer Verbindung des Stier-Prinzips mit Mutter Erde.

Buddha entstammt reichen und üppigen Verhältnissen, einem Stier-Leben in Saus und Braus. Die Wahrnehmung der anderen Seite dieser Medaille, der tiefen Armut und des Bettelns für das tägliche Brot, bringt ihn zum Nachdenken über die Wichtigkeit irdischer Güter.

Karl Marx, Begründer des Marxismus, hat ein zentrales Lebensthema: Es ist die gerechte Besitzverteilung unter den Menschen.

In der Übertonung der Bedeutung von Geld und Reichtum besteht die Gefahr, dass der Mensch im Extremfall stur und unbeweglich wird, „starr, stur, Stier", sagt der Volksmund.

Dagobert Duck ist der typische Vertreter eines Geizhalses, er kann den Hals nicht voll genug kriegen.

Die körperliche Entsprechung des Tierkreiszeichens Stier ist der Bereich von Hals und Nacken, somit passt der Ausdruck Geizhals sehr gut.

Sternzeichen Waage ♎

(= Archetyp Venus ♀): 23. September bis 22. Oktober
„All you need is love"

In der Natur ist dies die Zeit der *herbstlichen* Tag- und Nachtgleiche, des harmonischen Ausgleiches zwischen Sommerhitze und Winterkälte.

Die Stimmung im ersten *Herbstmonat* ist zwar noch sanft und freundlich, aber auch schon leicht melancholisch, denn in den wunderbaren Farben des verblühenden Herbstlaubes ist auch schon der Winter latent greifbar.

Das Symbol dieses Tierkreiszeichens, die Waage, hat in ihrer tiefen Bedeutung mit der *Ausbalancierung und Aussöhnung von Gegensätzen* zu tun: Sommer, Winter, Yin und Yang, hell und dunkel.

Somit erklären sich auch die Aufgaben der Waage-Charaktere: *Für ein gerechtes Gleichgewicht sorgen, Gegensätze verbinden bzw. versöhnen.*

Justitia, die römische Göttin der Gerechtigkeit, trägt deshalb symbolisch eine *Waage*.

Ein Lebensthema der *Waage*-Menschen ist die *Beziehung,* die Verbindung vom „Ich" zum „Du" und „Wir". Sie sind hervorragende Diplomaten, versuchen es allen recht zu machen, niemanden zu übergehen oder gar vor den Kopf zu stoßen.

Dabei geht es weniger darum, Entscheidungen zu treffen, als vielmehr, scheinbar Gegensätzliches in Beziehung und Harmonie zueinander zu bringen und eine sinnvolle Synthese herzustellen.

Tragischerweise vergessen sich Waage-Menschen bisweilen selbst bei der Vergabe von Streicheleinheiten.

Waage ist das Zeichen des Urprinzips *Venus*, der Göttin der Liebe und der Schönheit.

Ästhetik und Erotik sind hierbei ebenso feste Bestandteile wie ausgleichende Gerechtigkeit und Harmonie im freundlichen Miteinander.

Ein Blick auf drei unterschiedliche *Waage-Persönlichkeiten* kann uns die Bandbreite dieses Sternzeichens näher beleuchten:

Catherine Deneuve, einer der Top-Stars der französischen und internationalen Filmszene, erreichte 1980 mit Truffauts Werk „Le dernier métro" wohl ihren größten Erfolg. Mit ihrer sinnlichen und sensiblen Schönheit ist sie zugleich auch ein"schönes" Beispiel einer Waage-Venus.

John Lennon, einer *der* legendären Pilzköpfe der „Beatles", schenkte der Welt ästhetische Kompositionen für die Ewigkeit. Nach der Hochzeit mit Yoko Ono und dem Beginn seiner Solokarriere verstärkte er sein Engagement für Frieden („Give peace a chance") und Gleichberechtigung („Woman is the nigger of the world"). Er wurde 1980 erschossen.

Mahatma Gandhi, in Indien geboren, war der Vater der indischen Unabhängigkeit gegen Englands Kolonialmacht. Sein Name gilt bis heute als Synonym des *gewaltlosen Widerstandes* für die Freiheit und die Wahrung der Menschenrechte. Gandhi wurde 1948 von einem fanatischen Hindu erschossen.

Die Körperentsprechungen des Sternzeichens *Waage* sind die *Nieren* und die *Haut*.

Steht die *Haut für die eigene sinnliche Wahrnehmung*, so hat der Waage-Charakter im übertragenen Sinne die Möglichkeit, in seinem *Umfeld* als *Niere* zu wirken, diese *Welt* zu *entgiften* und dadurch *schöner* zu machen.

Das ist das folglich auch das *Leitmotiv der Waage*: d*er schöne Mensch.*

Schönheit von innen heraus, heiter und gelassen, mit einer tiefen, verbindlichen und verbindenden Freundlichkeit, zum Wohle aller und auch seiner selbst.

DAS PRINZIP DER VENUS-ENERGIE ♀

Die Schwingung des Archetyps Venus ♀ (= Sternzeichen Stier ♉ und Waage ♎) führt uns augenblicklich in Resonanz mit der Kraft der (Eigen-)Liebe, der Harmonie und des Genusses. Sie stärkt unsere liebevolle Achtsamkeit und unsere Eigenverantwortung.

Körperliche Ebene:

Auf körperlicher Ebene geht es um die Aufnahmebereitschaft der Süße des Lebens (= Venus-Prinzip), um Lebens- und Liebesenergie verfügbar zu machen. Die Venus-Energie unterstützt einen liebevollen Kontakt und Austausch vom Ich zum Du. Sie balanciert unsere Vitalität und Aktivität und hilft bei der Stressregulierung.

Seelische Ebene:

Die Bandbreite dieser Schwingung reicht von der erdverbundenen körperlichen Sinnlichkeit bis zur himmlischen Ästhetik der göttlichen Liebe, von Opferbereitschaft, Hingabe und Sensibilität bis hin zu Eleganz und Schönheit in Kultiviertheit, das Gleichgewicht zwischen Vernunft und Gefühl, zwischen Erkenntnis und Handlung. Sie vermittelt zwischen Kopf und Herz, wobei das Herz eindeutig mehr angesprochen wird. Erst durch Resonanz mit Eigenliebe kann wahre Liebe im Außen entstehen.

Geistige Ebene:

Die sanfte Schwingung der Venus-Energie balanciert unsere Gefühlskraft in Harmonie, Liebe und Sinnlichkeit. Venus, die Liebesgöttin, aktiviert unsere Anziehungskraft und erotische Ausstrahlung. Diese basiert in der reifen, erlösten Form auf Eigenliebe und Eigenverantwortung. Sie führt in die Erkenntnis, dass es keine Polarität gibt, sondern alles aus der Einheit, aus der selbstlosen (göttlichen) Liebe entspringt.

Venus-Energie im Alltag in Stichworten:

Verwurzelung, Bodenständigkeit, Harmonie, Ästhetik, Genuss, „schaffen,-sparen, Häusle bauen", Tradition, Wertvorstellung, Besitz, Diplomatie, Austausch, Geborgenheit, Schutz, Verantwortung, (Eigen-)Liebe, Vertrauen, Sinnlichkeit

Venus-Energie in der Partnerschaft:

Gegenseitiges Verwöhnen und gemeinsamer Genuss, Liebe und Eigenliebe in Balance, sinnliche Sexualität, Geben und Nehmen im Einklang, Verwurzelung in der Beziehung als Quelle der Kraft

Venus-Energie bei Kindern:

Gefühl von Schutz und Geborgenheit, Steigerung des Selbstvertrauens, Familiensinn, Urvertrauen, Gefühl der Zugehörigkeit, Sensibilisieren für die Wertschätzung, Fähigkeit zu harmonischem Zusammenleben, Erkennen der inneren Werte

Sternzeichen Zwilling ♊

(= Archetyp Merkur ☿): 21. Mai bis 21. Juni
Komm in die Leichtigkeit des Seins"

Zwilling entspricht dem letzten Frühlingsmonat, die Kraft der Helligkeit, der Tagseite des Lebens, strebt ihrem Höhepunkt entgegen.

Es ist die Zeit des Pollenfluges, bei dem die Fruchtbarkeit mittels der Luft „weitergereicht" wird.

Die Bäume recken und strecken sich nach oben, dem Himmel entgegen. Sie zieht es wie die Zwillingsgeborenen in den freien Raum, den sie ergreifen möchten. Sie wollen die Begrenzungen durchbrechen und draußen auf Erlebnistour gehen, auf Entdeckungsreise in der Außenwelt.

Merkur, der Götterbote, ist das Urprinzip, welches zum Zwilling gehört.

Er ist der Gott der Kaufleute, Händler und Reisenden, wie auch der Gott der Diebe, Wegelagerer und Betrüger.

Vor allem steht er für *Austausch und Kommunikation*, für redegewandte, lebendige und geistreiche „Unterhaltung".

Dem Zwilling als *Luft*zeichen hilft seine schnelle Auffassungsgabe und sein wacher Intellekt, er ist leicht, locker und erfinderisch, wissensdurstig und freiheitsliebend.

Eine Zeitreise in die jüngere Vergangenheit zeigt uns mit *Otto Lilienthal, Che Guevara und Paul Mc Cartney* drei Zwillingspersönlichkeiten, an denen sich die unterschiedlichen Facetten der Charaktereigenschaften deutlich ablesen lassen.

Otto Lilienthals Lebensthema war die Aerodynamik und das

Fliegen. Als Ingenieur und Erfinder studierte er zunächst ausgiebig den Vogelflug, um danach selbst mit eigens dafür konstruierten Hängegleitern über 2000 Gleitflüge zu absolvieren. Sozusagen ein Leben in der *Luft*.

Che Guevara, das Idol der Studentenbewegung, lebte seine Zwillingsnatur als Autor, Autobiograph, Politiker, Arzt und später als Guerillakämpfer und Revolutionär. Sein Konterfei *kommuniziert* bis heute auf unzähligen T-Shirts und Postern das Thema Widerstand.

Paul Mc Cartney, neben John Lennon der Hauptkomponist der legendären *Beatles,* nutzt die Musik als Sprachrohr seiner Zwillingsenergie.

Er schenkt der Welt Melodien für die Ewigkeit, die Gefühle und Lebenseinstellungen einer ganzen Generation zum Ausdruck bringen.

Wer *generell* so vielseitig interessiert ist wie der Zwilling, läuft natürlich auf der anderen Seite Gefahr, sich zu verzetteln.

Weil er so vieles, so unglaublich vieles interessant und spannend findet, liegt es auf der Hand, dass er von allem ein wenig, aber nichts richtig weiß. Das Interesse wie auch das Wissen bleibt dann häufig an der Oberfläche und hat kaum Tiefe.

Es erinnert so wiederum an die Natur, an die emsige Biene, die kurz an einer Blüte nascht und sogleich zur nächsten fliegt.

Die körperlichen Entsprechungen des Zwillings sind u. a. die Atmungsorgane wie Lungen und Bronchien, die Luft wird zum lebensnotwendigen Austausch von *außen und innen*.

Sie versorgt uns mit jedem Einatmen mit Sauerstoff und gibt diese beim Ausatmen zur Regeneration an die Natur zurück.

Sternzeichen Jungfrau ♍

(= Archetyp Merkur ☿): 23. August bis 22. September
„Vorsicht ist die Mutter der Porzellankiste"

Vom Jahreszeitenrhythmus her tritt Mutter Erde in den letzten Sommermonat ein: Die Sonne verliert an Kraft, der Herbst steht schon vor der Tür und der nächste Winter kommt bestimmt.

In der Natur ist es an der Zeit, die Ernte einzufahren: Hier wird *Spreu vom Weizen* getrennt und *Vorsorge* getroffen für die dunkle Jahreshälfte. Jungfrau-Charaktere werden demnach zu Recht als *„vor-sichtig"* im wahrsten Sinne des Wortes bezeichnet.

Das Gefühl der Unsterblichkeit des vorausgegangenen Sternzeichens Löwe verwandelt sich langsam aber sicher in eine Ahnung der Vergänglichkeit, die bisweilen auch Angst macht.

So finden Versicherungsvertreter ein gefundenes Fressen in den z. T. übervorsichtigen Jungfrau-Charakteren, die sich am liebsten gegen alle Eventualitäten bis an die Zähne *versichern* möchten, am liebsten gegen das Leben selbst.

Sprichwörtlich ist auch die *Ordnungsliebe*, die für die Jungfrau die oft ungeordnete Welt zu einem überschaubaren Platz zum Leben macht.

Symbolisch möchte sie damit das Risiko ausräumen, daß *Chaos und Auflösung* in ihr Leben einbrechen.

Drei repräsentative Jungfrau-Charaktere können uns die Bandbreite dieses Sternzeichens anschaulich vor Augen führen:

Franz Beckenbauer, die Lichtgestalt des deutschen Fußballs, Europameister und Weltmeister, spielte vornehmlich im Mittelfeld, als Libero. Von hier aus steuerte er geschickt alle Spielzüge wie Schachzüge, ohne sich selbst im Sturm oder der Abwehr aufzureiben: klar durchdachte Strategie in Kombination mit perfektem handwerklichen Können, als Spieler, Trainer und Mensch.

Reinhold Messner, die Bergsteigerlegende, bestieg als erster (mit P. Habeler) *ohne* Sauerstoffgeräte den Mount Everest und später den K2. 1986 hatte er alle 14 Achttausender erklommen. Bei diesen Expeditionen wäre der kleinste Fehler tödlich, nichts kann und darf dem Zufall überlassen werden, alles muss *im Voraus durchdacht* und *geplant* sein.

Johann Wolfgang von Goethe, das deutsche Dichtergenie, prägte den bekannten Satz, der stellvertretend für alle Jungfrau-Geborenen stehen könnte: *„Ordnung lehrt euch Zeit gewinnen!"* Wie Mosaiksteinchen hat er in seinem umfassenden Gesamtwerk unzählige Elemente der Welt zusammengetragen und in seiner Dichtkunst neu geordnet.

Die *körperliche Entsprechung* des Jungfrau-Prinzips ist der Darm-und Verdauungstrakt. Wie bei diesem in Bezug auf die Nahrung geht es beim Jungfrau-Charakter in allen Bereichen des Lebens primär um die *Analyse*: *richtig – falsch, nützlich – unnütz, gesund – ungesund.*

Es geht darum, eine gewisse *Ordnung in die Vielfalt* zu bringen, *verlässliche Strukturen* zu schaffen, die den *Naturgesetzen* entsprechen.

Erst so ist es möglich, eine gesunde Zelle im großen kosmischen Körper zu sein, ein wichtiges Zahnrad in der Familie oder Gesellschaft, sei es als Pädagoge, Naturwissenschaftler, Mediziner, Krankenschwester oder Kindergärtnerin etc.

DAS PRINZIP DER MERKUR-ENERGIE ☿

Die Schwingung des Archetyps Merkur ☿ (= Sternzeichen Zwilling ♊ und Jungfrau ♍) führt uns augenblicklich in Resonanz mit der Leichtigkeit des Seins, der Kommunikation und des Austausches. Sie stärkt unsere soziale Kompetenz und unser vernünftiges Handeln.

Körperliche Ebene:

Die Schwingung des Merkur hilft uns, uns über die Sprache auszudrücken, d. h. über intelligente Kommunikation, über die wir unser Denken und Handeln steuern. Sie unterstützt unsere Fähigkeit zum Begreifen und Erfassen der Welt durch den Intellekt, durch den Geist und Verstand. Sprache und Rhetorik, die auf flinker Intelligenz und Geistesgegenwart beruhen, spiegeln eine erlöste Form von Vermittlung.

Seelische Ebene:

Die Merkur-Energie unterstützt die Kommunikation, die Vermittlung und den Austausch von innen nach außen (und umgekehrt in Interaktion). Damit ist sie eine hilfreiche Unterstützung im Aufbau und der Festigung des Sozialverhaltens, der wahrhaften Beziehung mit „Ich" und „Nicht-Ich". Was wir zur „Sprache bringen", kann gehört und verstanden werden. Wir können unsere Blockaden und Widerstände zum Ausdruck bringen, indem wir kommunizieren. Und können diese über das Verstehen in Heilung verwandeln, in Freiheit, Wahrheit und Wahrhaftigkeit.

Hermes/Merkur ist der Götterbote in der Antike, der Vermittler zwischen „oben und unten", zwischen den Göttern und den Menschen. Er steht im Tierkreiszeichen zweimal: als Luftzeichen (Yang – männlich) im Zwilling und als Erdzeichen (Yin – weiblich) in der Jungfrau. Das heißt auf den Jahresablauf bezogen: leicht und luftig, oberflächlich, anpassungsfähig, beweglich, geistig aktiv in der Zeit des Pollenfluges (Zwilling/Mai–Juni), erdverbunden in der Jungfrau (August–September), die Zeit der Ernte, des Trennens von „Spreu und Weizen", der Analyse der für das Fortbestehen wichtiger Kriterien.

Merkur-Energie im Alltag in Stichworten:

Kommunikation, Austausch, Interaktion, Neugier, soziale Kompetenz, Lernfähigkeit, Leichtigkeit des Seins, Vernunft, Ordnung, Interesse, Offenheit, Freude am Dialog, Geselligkeit, Talent zur Darstellung und Selbstdarstellung, Analyse

Merkur-Energie in der Partnerschaft:

Fähigkeit zu offener und direkter Kommunikation, erfinderischer Umgang mit sexuellen Themen, luftig-leichte Beziehung, Wunsch nach Freiheit (Zwilling) bzw. geordneten Verhältnissen (Jungfrau), Wunsch zu neuen Erfahrungen und Horizonten

Merkur-Energie bei Kindern.

Steigerung der Lernbereitschaft, Unterstützung der kognitiven Fähigkeiten, Förderung der Bereitschaft zur Kommunikation in Elternhaus und Schule, weckt und steigert die Neugier und das Interesse für alle Bereiche des Lebens und Lernens, unterstützt die Bereitschaft zu Struktur und Ordnung.

Sternzeichen Krebs ♋

(= Archetyp Mond ☾): 22. Juni bis 22. Juli
„Zeit für Gefühle"

Mit dem Eintritt der Sonne in das Tierkreiszeichen Krebs legt die Sonne den „Rückwärtsgang" ein.

Der längste Tag ist vorbei, die Nächte werden wieder länger.

Nach der Sonnenwende beginnt auch die Verminderung der alles durchflutenden Sonnen- und Lebenskraft, sie wendet sich in der Folge von „außen" nach „innen".

Bei den Krebs-Charakteren sorgt dieser Wesenszug für ein empfindsames, sensibles und weiches Inneres, das sie häufig wie der Krebs in der Natur nach außen hin schützen wollen: „harte Schale – weicher Kern", sagt der Volksmund dazu.

Das Tierkreiszeichen Krebs ist (neben Skorpion und Fische) eines der drei Wasserzeichen.

Wasser ist das Seelenelement, das weibliche Yin-Element, das in unserer westlichen Männerwelt (= Yang) häufig zu kurz kommt.

Dem entsprechenden Urprinzip Mond unterstehen alle wässrigen Prozesse in der Natur: die Gezeiten Ebbe und Flut der Meere, die Pflanzensäfte, das Fruchtwasser. Der Mondzyklus steht in direktem Zusammenhang zum Monatszyklus der Frau.

Mond/Krebs verkörpert das Urweibliche, das aufnehmende und gebärende Prinzip.

In einer Partnerschaftsanzeige könnte sich z. B. eine Krebs-Frau so darstellen:

„Sensible, einfühlsame, anpassungsfähige, gefühlvolle, phantasievolle, romantische, künstlerisch-kreative Sie mit

Hang zur Häuslichkeit, Familiensinn und kinderlieb sucht Schutz, Geborgenheit und Sicherheit. Wer kommt in meine Höhle?"

Betrachten wir uns drei Krebs-Persönlichkeiten einmal näher: Franz Kafka, Antoine de Saint-Exupéry und der Dalai Lama.

Franz Kafka litt zeitlebens unter einem übermächtigen Vaterkomplex und Versagensängsten. Er schenkte der Welt durch seine schriftstellerischen Werke Zeugnisse für die schier endlosen Verstrickungen einer sensiblen und irritierten Krebsseele.

Antoine de Saint-Exupery, bekannt vor allem durch die Erzählung" Der kleine Prinz" und dem hieraus oft zitierten Leitthema: „Man sieht nur mit dem Herzen gut" stellt unserer rationalen Wirklichkeitsbetrachtung die wunderbare Welt der Gefühle und Wunder gegenüber.

Der *Dalai Lama*, geistiges und weltweites Oberhaupt Tibets, ist seit seiner Flucht aus Tibet 1959 zu einem lebendigen Symbol der Güte und des gegenseitigen Respekts unter allen Menschen geworden. 1989 erhielt er für sein selbstloses Wirken den Friedensnobelpreis. „Das Buch der Menschlichkeit", eine seiner bekanntesten Schriften, ist ein zeitloses Zeugnis eines mitfühlenden Krebscharakters.

In der körperlichen Entsprechung gehören zum Sternzeichen Krebs der Magen wie auch die Organe der Fortpflanzung bei Mann und Frau.

In der Übertonung der eigenen subjektiven Gefühlswelt besteht beim Krebs die Gefahr, dass er sich lieber schmollend, unzufrieden, vom Leben enttäuscht, in seine Höhle zurückzieht, nach dem Motto: „Die Welt versteht mich nicht, ich bin das Opfer, alle anderen sind die Täter."

DAS PRINZIP DER MOND-ENERGIE ☾

Die Schwingung des Archetyps Mond ☾ (= Sternzeichen Krebs ♋) führt uns augenblicklich in Resonanz mit unserer Seele, unserem Gefühl und unserer Intuition. Sie stärkt unseren emotionalen Haushalt und unseren empfindsamen wie leicht verletzlichen Anteil.

Körperliche Ebene:

Der menschliche Körper besteht über zwei Drittel aus Wasser; medizinisch bewiesen ist, dass der Mond auch unser Gemüt, unsere Seele beeinflusst. Seele ist Wasser (Yin) und Wasser ist Seele. Seelische „Ebbe" und „Flut" registrieren wir als Stimmungsschwankungen, die sich im körperlichen Geschehen manifestieren können. Die Resonanz auf die Schwingung des Mondes spiegelt sich im weiblichen Menstruationszyklus, im Yin-Anteil des Menschengeschlechtes.

Seelische Ebene:

Tag und Nacht, Leben und Sterben, Yin (Mond) und Yang (Sonne), Ebbe und Flut sind Zeugnisse von der Polarität des Lebens. Die Resonanz auf die Mondschwingung hilft uns dabei, Übergänge harmonisch und im positiven Licht zu erleben, wie z. B. Pubertät, Wechseljahre, „Stirb und Werde"-Prozesse, Lösen von symbiotischen Abhängigkeiten (Mutterthematik, Partnerschaft). Sie unterstützt uns, in Harmonie loszulassen.

Geistige Ebene:

Neben der Sonne ist der Mond eine zentrale Wurzel des Menschen. Schön ist die Bezeichnung: „die nächtliche Sonne". Ohne Rückbindung (religio) zu unseren Wurzeln sind wir nicht „geerdet", d. h., die Stürme des Lebens können uns „entwurzeln" und uns dem eigenen Unbewussten, dem „Widerspiegelnden", dem Schatten ausliefern. Wasser und Spiegel sind in unzähligen mythischen Überlieferungen eine Metapher für unsere innere Selbstbetrachtung. Beide finden ihre analoge Zuordnung im Mondprinzip. Die Resonanz mit der Mond-Energie verwurzelt den Menschen mit seiner Seele; Yin (Mond) und Yang (Sonne) kommen in Einklang.

Mond-Energie im Alltag in Stichworten:

Gefühl, Nestwärme, Intuition, Sensibilität, Verletzlichkeit, Geborgenheit, Familie, Herkunft, Rückbindung, seelische Verwurzelung, weiblicher Anteil, emotionaler Haushalt, musische Begabung, Kreativität, Subjektivität

Mond-Energie in der Partnerschaft:

Verständnis auch jenseits des gesprochenen Wortes, Sanftmut und Sensibilität im Umgang mit Gefühlen, Gegenpol zur harten und rauen Wirklichkeit, Sinn für Familie, tiefempfundenes Zusammengehörigkeitsgefühl, Blick nach innen

Mond-Energie bei Kindern:

Zugang zu den eigenen Gefühlen und Emotionen, Kontakt mit der eigenen Kreativität und den musischen Begabungen, Gefühl von Geborgenheit und Nestwärme, Aufbau einer Verwurzelung im eigenen Gefühl, Kontakt mit den eigenen Seelenanteilen.

Sternzeichen Löwe ♌

Das ist die Zeit des *Hochsommers*, die *Sonne* hat in diesen Monaten ihre größte Kraft, das Leben fühlt sich anders an als im fast vergessenen Winter: irgendwie leichter, lebensbejahender und südländischer.

So fühlt sich auch der im *Tierkreis Löwe* Geborene: er *ist* die Sonne, alles dreht sich nur *um ihn*, er ist der Hauptdarsteller, er *ist* das Zentrum, die Planeten umkreisen *ihn* und sind *sein* Publikum.

Das zum *Löwen* zugehörige *Urprinzip* ist dementsprechend auch die *Sonne*, dieses lebensspendende Urprinzip, ohne welches kein Leben auf diesem Planeten möglich wäre.

Löwen-Energie ist Sonnen-Energie, und die ist von unerschöpflicher Kraft und Intensität.

Oft leben Löwencharaktere demzufolge in einer Art Unsterblichkeitsgefühl, als ob das Leben nur aus Licht und *nicht* aus Schatten bestünde.

In der erlösten Form finden wir hier die geborenen Optimisten, die das Glas immer *halb voll* und nie *halb leer* sehen, sie bleiben zudem die ewigen Jünglinge, *„forever young"*, frei nach dem Motto: „Wenn Gott mich anders gewollt hätte, hätte er mich anders gemacht!"

Blicken wir in das „Show-Business" der Popmusik und Politik, finden wir hier unter den Löwe-Geborenen charismatische Persönlichkeiten wie *Madonna, Mick Jagger* oder *Arnold Schwarzenegger*.

Madonna, schon zu Lebzeiten *die* unsterbliche weibliche Pop-Ikone schlechthin, Feministin und Sex-Symbol, erfindet sich immer wieder selbst neu. Sie ist *die* Vorkämpferin und *das* Vorbild für unzählige Frauen, nicht nur im Pop-Business. Sie verkörpert die „fleischgewordene Kreativität".

Mick Jagger, männliches „Gegenstück" zu Madonna, legendärer Gründer und Leadsänger der *„Rolling Stones",* bekannt für seine wilden Gesten, seine ekstatischen und exzentrischen Auftritte *auf* und *außerhalb* der Bühne, das *Leben* ist die Bühne.

Arnold Schwarzenegger, ursprünglich österreichisch-amerikanischer Bodybuilder, (Mister World, 5 x Mr. Universum und 6 x Mr. Olympia), Hollywood-Größe als Schauspieler *(„Terminator"),* politische Größe als Gouverneur von Kalifornien („I´ll be back!").

„Wo viel Licht ist, da ist auch viel Schatten", sagt der Volksmund.

Das kann zum Problem werden, wenn doch tatsächlich andere Menschen dem Löwe-Charakter *nicht* das angeborene Recht einräumen, im Mittelpunkt zu stehen, oder gar ihm *nicht* die Anerkennung zollen, die ihm im Tierkreis gewiss ist: dort ist der Löwe *König der Tiere.*

Im Schatten des Lichtes verbirgt sich nicht selten der Selbstzweifel in einer tiefen Unsicherheit.

Ein übertriebenes, ja fast krankhaftes Festhalten am Ego zeigt sich u. a. in der „Herrschsucht" über unterstellte Mitarbeiter und Familienangehörige.

So viel Druck erzeugt auf der körperlichen Seite Gegendruck, kann zu Bluthochdruck bis hin zu Kreislauf- und Herzkrankheiten (Herzinfarkt) führen.

Das Herz (nicht nur als Organ, sondern auch emotional) ist folglich auch die körperlich-seelische Entsprechung des Tierkreiszeichens Löwe.

DAS PRINZIP DER SONNEN-ENERGIE ☉

Die Schwingung des Archetyps Sonne ☉ (= Sternzeichen Löwe ♌) führt uns augenblicklich in Resonanz mit unseren Herzensangelegenheiten, mit der Kraft des Lichtes und des prallen Lebens. Sie stärkt unsere Vitalität und unsere Lebensfreude.

Körperliche Ebene:

Die Resonanz mit der Sonnen-Energie führt direkt in die Lebendigkeit und das pralle Leben. Sie macht die Bewegungen leichter und unterstützt das Wachstum, in der Natur wie auch beim Menschen. Ihre stärkende „Power" unterstützt die Tätigkeit des Herzens und stärkt die körperliche Mitte. Sie lässt uns teilhaben an der hellen Seite des Lebens. Sie versorgt uns mit Vitalität in allen Bereichen des Lebens, von der körperlichen Kraftanstrengung bis zur sinnlichen Sexualität und der Liebe.

Seelische Ebene:

Die Sonne ist der Lebensspender des Universums. Sie gibt Vitalität, sorgt für Expansion, Wachstum und Licht. Sie ist der Sieg über die Dunkelheit. Sie hilft uns, in unsere eigene Kraft (und Macht) zu kommen, (unser) Leben zu organisieren, uns zu zeigen. Sonnen-Energie führt uns aus der Dunkelheit, aus der Depression, aus dem „Winterschlaf" in den aufkeimenden Frühling. Sie gibt uns die Kraft, zu neuen Ufern zu segeln (in der Realität wie in der Imagination). Sie eröffnet neue Dimensionen, neue Begriffe von Raum und Zeit, sie macht unseren Horizont weiter, heller und leuchtender.

Geistige Ebene:

Die Sonnen-Energie entspricht einer höheren Dimension und steht darum auch für das Magische und das Transzendentale. Sonne ist Leben und viele große Kulturen setzen sie gleich mit der Kraft der Schöpfung.

Sie verbindet die göttliche Energie mit unserer eigenen Herzenswärme, so wie alle Organe im menschlichen Körper vom Herzen versorgt werden. Im Universum übernimmt die Sonne diese Funktion: Die Planeten umkreisen sie von Ewigkeit zu Ewigkeit.

Sonnen-Energie im Alltag in Stichworten:

Kraft, Vitalität, pralles Leben, Extrovertiertheit, Sexualität, Ausdruckskraft, Herzenswärme, Führungsqualität, strahlende Erscheinung, Charisma, Wegweiser im Dunkeln, Lebensspender, Dominanz

Sonnen-Energie in der Partnerschaft:

Führt aus dem Dunkeln ins Licht, starke männliche Yang-Energie, Chance zur Integration der Herzenswärme, dominante Rolle in der Sexualität, Tatkraft zur Umsetzung gemeinsamer Ideen und Projekte

Sonnen-Energie bei Kindern:

Gibt Energie bei körperlicher Betätigung, Sport und Spiel; führt in Resonanz mit Spontaneität, Kreativität und Ausdruckskraft, bringt die inneren Werte ans Tageslicht, fördert das Selbstbewusstsein und die persönliche Ausstrahlung im sozialen Umfeld.

Sternzeichen Skorpion ♏

(= Archetyp Pluto ☽): 23. Oktober bis 21. November
„Die Raupe entpuppt sich zum Schmetterling"

Ein Blick in die Natur spricht Bände: In diesem mittleren Herbstmonat, dem Skorpionmonat, lassen die Bäume die Blätter los, sie fallen herab und verbinden sich mit der ruhenden Erde.

Der Verfall der äußeren Natur ist deutlich spürbar, die Früchte, der Ausdruck der Lebenskraft, die seit dem Frühling (Sternzeichen Widder) in die Welt drängte, machen sich bereit zu gehen, zu sterben, um im nächsten Frühjahr mit neuer Kraft auferstehen zu können.

So haben auch Skorpion-Charaktere die Anlage und Aufgabe zur Metamorphose, Wandlung und Transformation. Dem voraus geht immer der (manchmal schmerzvolle) Bewusstwerdungsprozess, dass alles im Leben seine zwei Seiten hat: Licht *und* Schatten, schwarz *und* weiß, Tag *und* Nacht, Leben *und* Sterben, Macht *und* Ohnmacht. Das ist die Polarität des Lebens.

Auch das Gift (u. a. des Skorpion-Stachels) hat *zwei* Seiten: es kann als Medizin dem Leben *dienen* oder in falscher Dosis und Anwendung *schaden*.

Goethe, selbst Aszendent Skorpion, fasst Polarität und Wandlung in diese wunderbaren Worte: „Und so lang du das nicht hast / Dieses: *Stirb und werde!* / Bist du nur ein trüber Gast / Auf der dunklen Erde."

Das entsprechende Urprinzip zum Tierkreiszeichen Skorpion ist Pluto/Hades, der Gott der Unterwelt, des Schattens. Hier im Verborgenen liegen u. a sämtliche Metalle und die Bodenschätze (z. B. Diamanten, Öl und Erdgas), die der Mensch erst erlangt, wenn er ins Reich der Dunkelheit hinabsteigt, im materiellen wie auch seelischen Bereich.

Die Bandbreite der Skorpion-Persönlichkeit ist so groß wie ihre enorme Möglichkeit zur Wandlung, sie reicht vom Verbrecher bis zum Heiligen, vom selbstlosen Einsatz *für* eine Idee bis hin zu Rassismus und Fanatismus, vom Demagogen bis zum Mystiker.

Drei bekannte Skorpion-Charaktere liefern einen winzigen Einblick in das Spektrum dieses Zeichens:

Marie Curie, polnisch-französische Physikerin, erforschte zusammen mit ihrem Mann radioaktive Stoffe, was zur Entdeckung des Radiums und *Pluto*niums führte. Wir alle wissen um deren polare Anwendung (von der Atombombe bis zur Atomenergie). 1903 erhielt sie den Nobelpreis für Physik, 1911 für Chemie.

Michael Ende, der bekannte und beliebte deutsche Autor, schafft mit seinen Erzählungen eine tiefe Verbindung von Märchen, Mythen und Esoterik, die Kinder wie Erwachsene in ihren Bann ziehen. Jeder kennt die Bestseller wie „Momo", „Jim Knopf" oder die „Unendliche Geschichte".

Bill Gates, Mister Microsoft, hat es von einem Zweimann-Betrieb 1968 zu einem der reichsten Männer der Welt gebracht, ein lebendes Beispiel der Schöpferkraft dieses Tierkreiszeichens Skorpion. Die heutige *cyberworld* hat er zu einem Großteil miterschaffen.

Die körperliche Entsprechung von Skorpion zeigt sich mit seinem Urprinzip Pluto auch in der „Unterwelt" des Menschen: u. a. Darm, Becken und Geschlechtsorgane. Plutonische Erkrankungen sind immer auch Erkrankungen der Tiefe (bis hin zu Krebs).

Skorpion-Persönlichkeiten können in der erlösten Form charismatische Menschen und Vorbilder für andere sein. Sie haben es geschafft, auch die „dunklen" Anteile ihrer Persönlichkeiten zu erkennen und zum Wohle aller zu transformieren.

So entpuppt sich die Raupe zum Schmetterling.

DAS PRINZIP DER PLUTO-ENERGIE ♇

Die Schwingung des Archetyps Pluto ♇ (= Sternzeichen Skorpion ♏) führt uns augenblicklich in Resonanz mit der Kraft der Transformation, der Metamorphose und der Veränderung. Sie stärkt unseren Mut zur Wandlung und zur tiefen Selbsterkenntnis.

Körperliche Ebene:

Die Schwingung der Pluto-Energie unterstützt uns bei allen Verarbeitungs-, Loslass- und Regenerationstätigkeiten. Sie unterstützt den Prozess des freiwilligen Betrachtens und Bearbeitens unserer „Schattenanteile", um sie bewusst zu lösen. Sie hilft uns dabei, uns intensiver mit unseren inneren Themen des Wohlbefindens auseinander zu setzen. Sie hilft bei der Erkenntnis, in welchen Bereichen wir uns selbst zum Feind machen (z. B. Auto-Aggression).

Seelische Ebene:

Die Pluto-Energie holt tiefliegende Gefühle nach oben, die Schätze der Unterwelt (Pluton) können transformiert werden, indem sie ins Licht gebracht werden, bewusst gemacht werden. Plutonische Prozesse sind Prozesse der Wandlung, des „Stirb und werde", der Regeneration, des Phönix aus der Asche, des Erkennens des eigenen Schattens und der eigenen dunklen Seite. Erst nach Integration der Schattenanteile ist der Mensch ganz und damit „heil".

Geistige Ebene:

„Die Raupe muss tot sein, damit der Schmetterling fliegen kann." Im Goetheanischen Sinne erleben wir bei Pluto/Skorpion die „Stirb und werde"-Prozesse, die Natur blüht in Wehmut ein letztes Mal auf (leuchtender Blätterwald, „Indian-Summer"), um dann abzufallen, abzusterben. Pluto ist nicht der Totengräber des Lebens, er ist der große Transformator, der zerstört und sterben lässt, um Neuem Platz zu machen und Neues zu erschaffen. Pluto führt von einer Lebensform in die andere, der Tod und das Absterben (Loslassen) sind die Grundbedingungen dafür, dass wieder (neues) Leben entstehen kann – immer und immer wieder.

Pluto-Energie im Alltag in Stichworten:

Veränderung, Metamorphose, „Stirb und werde"-Prozesse, Selbsterkenntnis, Schattenarbeit, Schöpfergeist, Entwicklungsprozesse, seelischer Tiefgang, Kreativität, Spiritualität von innen heraus, Kampfgeist, Reifung

Pluto-Energie in der Partnerschaft:

Chance zu tiefem Verständnis bei gemeinsamer Häutung und Wachstum, Reifung und ständige Erneuerung der Beziehung, Verständnis und tief empfundene Liebe statt Projektion und Schuldzuweisung, gemeinsame „Stirb und werde"-Prozesse

Pluto-Energie bei Kindern:

Führt direkt – bei (zu) viel Ablenkung im Außen – in innere Vorgänge, lässt das wahre Innere zum Vorschein kommen, unterstützt Wandlungen und Übergänge (Kindheit, Pubertät, Kindergarten, Schule etc.), stärkt den emotionalen Haushalt.

Sternzeichen Schütze ♐

(= Archetyp Jupiter ♃): 22. November bis 21. Dezember
„Es werde Licht ..."

Die Natur betritt mit dem Tierkreiszeichen Schütze das Letzte
der drei Herbstzeichen. In diesem Monat geht es langsam, aber
sicher auf die längste Nacht und den kürzesten Tag des Jahres zu.
Erst die Wintersonnwende am Ende des Schützen markiert den
Wendepunkt: Das Licht kommt allmählich in die Welt zurück.

Das passt gut zur Stimmung der Schütze-Charaktere: Es ist
die Erwartung des (neuen) Lichtes, welches das vorausgehende
Dunkel aufhellt.

Schütze ist neben Widder (Frühling) und Löwe (Sommer)
das dritte Feuerzeichen, das geistige Feuer sozusagen. Dieses
Feuer, wie z. B. das Leuchtfeuer eines Leuchtturms, kann
verirrten Schiffen den rechten Weg weisen.

Mit diesem Bild verdeutlicht sich auch der Auftrag der Jupi-
ter-betonten Menschen ein wenig (Jupiter ist das zum Schützen gehörige Urprinzip): Orientierung, Sinn und Erkenntnis
zunächst in sich selbst zu finden und (erst) dann weiterzuge-
ben. Es ist die innere Verpflichtung, zu wachsen und sich zu
entwickeln, um ein höheres Ideal anzustreben.

Drei bekannte Schütze-Persönlichkeiten können uns dies in
Kunst, Wirtschaft und Politik vor Augen führen:

Ludwig van Beethoven (1770-1827) hinterließ der Welt neun
unsterbliche Symphonien, fünf Klavier- und 16 Streichquar-
tette, 32 Klaviersonaten, zwei Messen sowie die Oper „Fidelio".
Heute ist Beethoven, der seine letzten Jahre in vollkommener
Taubheit verbrachte, einer der meist aufgeführten Komponisten
der Welt.

Bezeichnend für das Schütze-Ideal sind sicher Worte aus seiner neunten Symphonie wie „Freude schöner Götterfunken" oder „Über dem Sternenzelt muss ein lieber Vater wohnen.".

Carl-Friedrich Benz (1844-1929) zählt zu den herausragendsten Industrieingenieuren der Weltwirtschaftsgeschichte. Er ist der Erfinder des Automobils und Wegbereiter seiner industriellen Fertigung. Die Fusion mit Daimler 1926 bescherte der Welt die Daimler-Benz AG, die als Daimler-Chrysler AG einen der größten Arbeitgeber der Welt darstellte. Seine Vision machte die Welt (auto-)mobil.

Willy Brandt (1913-1992), SPD-Politiker und vierter Bundeskanzler der BRD, ist dank seines Einsatzes in der Versöhnungspolitik sicher einer der Jahrhundertpersönlichkeiten der internationalen Politik. Er wurde für seine Verdienste mit dem Friedensnobelpreis ausgezeichnet, sein Kniefall am Mahnmal für die Opfer des Warschauer Ghettoaufstandes ging als Ausdruck deutscher Wiedergutmachungsbestrebungen um die ganze Welt. Er kommentierte den Fall der Mauer zwischen Ost und West 1991 in Berlin mit den visionären Worten: „Jetzt wächst zusammen, was zusammengehört."Sein Ideal von Ost und West wurde Realität.

Ältere Darstellungen des Schütze-Jupiter-Prinzips zeigen einen Pferdemenschen, einen Menschen mit einem Pferdeunterkörper, der nach oben, in den Himmel also, einen Pfeil abschießt.

Hierin zeigt sich auch die eventuelle Schwierigkeit des Schützen: Das Ziel ist nach oben gerichtet und basiert auf einer niederen, vielleicht unvollkommenen und animalischen Seite, die er zum Teil nicht wahrhaben oder verdrängen möchte.

Die körperliche Entsprechung findet sich in der Leber (unser Labor zur Analyse in „brauchbar" und „unbrauchbar") wie auch u. a. in der Hüfte.

Reife Schütze-Persönlichkeiten zeigen sich mit einer inneren Grundhaltung:

„Verehrung nach oben (Glauben, Religion, Spiritualität) und Liebe nach unten", d. h. das bewusste Erleben des höheren Ideals wie auch Respekt vor den (eigenen) niederen Eigenschaften wie auch denen des sozialen Umfeldes.

DAS PRINZIP DER JUPITER-ENERGIE ♃

Die Schwingung des Archetyps Jupiter ♃ (= Sternzeichen Schütze ♐) führt uns augenblicklich in Resonanz mit der Sinnhaftigkeit unseres Lebens, unseren ideellen Werten und Potentialen. Sie stärkt unser Urvertrauen in die Schöpfung und gibt uns innere Kraft.

Körperliche Ebene:

Die Jupiter-Energie wirkt ebenso harmonisierend wie ausgleichend und hilft der Leber auch beim Entgiften, Aggressionen und Ekel in vernünftige Bahnen zu lenken, bevor wir „Gift und Galle spucken" oder uns „grün und gelb ärgern". Sie vermittelt zwischen den Polaritäten Spannung und Entspannung, innen und außen, oben und unten, deren Bindeglied beim Menschen die Hüfte bildet, die Basis unseres Fort-Schrittes und unseres aufrechten/aufrichtigen Ganges und unseres Aktionsradius (innere und äußere Reise).

Seelische Ebene:

Jupiter macht uns großzügig, ohne verschwenderisch zu sein. Er lässt uns universelle Gesetze verstehen und leben; er bringt (göttliche) Harmonie und Entspannung und vermittelt Hoffnung auf einen positiven Weg oder Ausgang. Die Jupiter-Energie hilft, realistische Visionen von unrealistischen zu unterscheiden. Sie führt ins Verständnis, dass es so, wie es ist, gut ist und dass sich hinter jedem Schatten oder Widerstand ein göttliches Geschenk verbirgt. Jupiters Schwingung führt uns in die Gerechtigkeit zu uns selbst, zur Welt und zur Schöpfung; sie führt uns in unsere Harmonie und Mitte.

Geistige Ebene:

Eine erlöste Jupiter/Schütze-Persönlichkeit lebt und verkörpert die Lebenshaltung: „Verehrung nach oben und Liebe nach unten", eine unerlöste, unreife dagegen das Motto: „Verehrung nach oben und Verachtung nach unten". Die Schwingung von Jupiter hilft bei der Religio, bei unserer Rückbindung an die Schöpfung, an das All-Eins, begleitet von allumfassender (selbstloser) Liebe nach oben und unten. Erst dann kann die (göttliche) Energie durch uns durchfließen und aus uns heraus in die Resonanz zur Welt gehen.

Jupiter-Energie im Alltag in Stichworten:

Erkenntnis, Sinn des Lebens, Analyse, Glaube, Religion, Rückbindung zu den eigenen Wurzeln, Verwurzelung auch nach „oben", Spiritualität, geistige Energie, Gerechtigkeit, Weisheit, Glück, Expansion, Fülle

Jupiter-Energie in der Partnerschaft:

Chance zu reifem Wachstum geistiger Werte und Spiritualität, verwurzelte Wertschätzung und Wertevorstellungen, persönliches Glück und Zufriedenheit, gerechter Umgang mit Beziehungsthemen, gemeinsame innere und äußere Reisen

Jupiter-Energie bei Kindern:

Neugier, Suche nach Erklärungen für Gott und die Welt, geistige Beweglichkeit, Forscherdrang, Wissensdurst, Mut, Durchsetzungsvermögen, Intelligenz, Spürsinn, Freude am Lernen und Experimentieren

Sternzeichen Steinbock ♑

(= Archetyp Saturn ♄): 21. Dezember bis 20. Januar
„Nur wer die (inneren) Gesetze anerkennt,
ist wirklich frei."

Mit dem Zeitpunkt der Wintersonnwende tritt die Sonne in das Tierkreiszeichen Steinbock: Der dunkelste Tag, die längste Nacht des Jahres ist nun erreicht und langsam, aber sicher beginnt die Geburt des neuen Lichtes.

Die Freibäder und die Eiscafés haben geschlossen, es herrscht die Kälte und die Klarheit des Winters. Lebewesen, die in den Winterlandschaften überleben wollen, müssen hart und anpassungsfähig sein, die müssen etwas aushalten können und entsagungsfähig sein.

Schneemassen liegen auf der Erde, Flüsse und Seen sind zugefroren. Die Natur ist aber nicht tot in dieser Zeit, denn im Innern entwickelt sich frisches Leben und ein neuer Frühling wächst heran.

Das Leben hat sich von außen nach innen verlagert. Es ist die Zeit der langen Winterabende am wärmenden Kamin im Kreise der Lieben, es ist auch die Zeit von Weihnachten.

Das zum Steinbock gehörende Urprinzip ist Saturn: die Einfachheit, die Reduktion auf das Wesentliche und Notwendige, die Klarheit der Natur.

Das sind auch die Qualitäten der Steinbockcharaktere, in allen Bereichen ihrer Persönlichkeit: körperlich, geistig und auch seelisch.

Drei bekannte Steinbock-Persönlichkeiten können uns diese Charaktermerkmale näher verdeutlichen:

Konrad Adenauer, der erste Bundeskanzler der Bundesrepublik

Deutschland, vollzog im Zuge des Kalten Krieges konsequent und nachhaltig die Verankerung der noch jungen BRD im westlichen Wirtschafts- und Verteidigungsbündnis. Damit schuf er (mit Ludwig Erhard) die Grundlagen zur sozialen Marktwirtschaft, zu Wachstum und Wohlstand.

Friedrich Dürrenmatt, Schweizer Schriftsteller mit Weltruhm, verstand seine literarischen Bemühungen als moralischen Zweck. Hinter der Übersteigerung und Verzerrung der Wirklichkeit versteckt sich der nüchterne Blick auf Recht und Gerechtigkeit. Unvergessen sein Klassiker: „Der Besuch der alten Dame".

Michael Schumacher, erfolgreichster Pilot aller Zeiten in der Geschichte des Motorsports, wurde mit sieben Formel-1-Weltmeistertiteln zur lebenden Legende. Mit den richtigen Partnern, der Präzision eines Uhrwerks und asketischer Disziplin gelang ihm eine beispiellose Karriere, die eine wahre „Formel-1-Hysterie" auslöste.

Natürlich hat das Saturn-Steinbock-Prinzip auch Schattenseiten. Die nüchterne Sachlichkeit kann im Extrem zu Freudlosigkeit und Geiz führen, zu einer Kälte, die andere zum Frieren bringt.

Es zählt nur das, was ernst, schwer und anstrengend ist. Alles, was „nur" Spaß macht, Freude, Tanz und Leichtigkeit bedeuten könnte, ist folglich anrüchig oder sogar verboten.

Dann besteht die Gefahr, dass das Leben in Erstarrung und verbittertem Rückzug mündet. Jegliche Lebendigkeit ist verschwunden, der Zustand droht, *chronisch* zu werden.

Saturn heißt im Griech. *Chronos*, die *chronischen* Krankheiten gehören somit zu diesem Urprinzip. Hier herrscht ein schmerzhafter „Kalter Krieg" im Körper: kein offener Krieg, aber auch kein Frieden.

Die Entprechungen im Körper sind u. a. die Knochen, das Skelett und auch das Knie. Rückenschmerzen bis hin zum Bandscheibenvorfall können Folgen der „Last des Lebens" sein, die auf den Schultern lasten und nicht mehr tragbar erscheinen.

Gerade in schwierigen Zeiten kann der eigene Blick auf die Steinbock-Saturn-Qualitäten helfen, das Wichtige vom Unwichtigen, das Wesentliche vom Unwesentlichen, kurz: *Spreu vom Weizen* zu trennen.

Denn: „Nur wer die (inneren) Gesetze anerkennt, ist wirklich frei."

DAS PRINZIP DER SATURN-ENERGIE ♄

Die Schwingung des Archetyps Saturn ♄ (= Sternzeichen Steinbock ♑) führt uns augenblicklich in Resonanz mit der Kraft, Wesentliches von Unwesentlichen unterscheiden zu können. Sie stärkt unsere Objektivität und unseren gesunden Menschenverstand.

Körperliche Ebene:

Die Schwingung von Saturn fördert unsere Standhaftigkeit und trennt Subjektives vom Objektiven, Wesentliches und Unwesentliches, Spreu vom Weizen. Sie lässt unsere Blockaden erkennen und führt zu der Erkenntnis: „Nur, wer die inneren und äußeren Gesetze akzeptiert, ist wirklich frei." Dies gilt auch auf körperlicher Ebene, denn sie bremst, wenn wir uns sehr verausgaben wollen.

Seelische Ebene:

Die Saturn-Energie macht uns an all den Stellen eng, wo wir nicht hinsehen wollen, an denen wir verdrängen, in den Schatten abrutschen. Durch diese Begrenzung hilft sie uns, über den Widerstand diese Schattenthemen bewusst anzugehen, Licht ins Dunkel zu bringen. Sie hilft, uns auf das Wesentliche zu konzentrieren, realistisch und klar, selbstgenügsam, sparsam statt verschwenderisch und damit ökonomisch. Sie zeigt uns den Weg aus der Enge, aus der Isolation, aus der Ab-grenzung und führt dazu, dass wir Erfahrungen verarbeiten und letztendlich loslassen können, um uns auf unseren Weg zu machen.

Leben ohne Widerstand ist ein Leben in der vollkommenen Dunkelheit. Das Licht erklärt uns dies auf wunderbare Weise, denn das (Sonnen-)Licht ist auf seiner weiten Reise nicht wahrnehmbar, es ist nicht sichtbar. Erst durch einen Widerstand (Erde, Mond oder andere Himmelskörper) zeigt es sich als Licht (und Schatten), wir können Licht wahrnehmen. Diese wunderbare Entdeckung bietet für den Menschen eine einmalige Chance, die eigenen Widerstände und Blockaden zu bearbeiten. Die Saturn-Schwingung hilft, durch Bewusstsein unsere Schattenthemen ins Licht zu führen.

Saturn-Energie im Alltag in Stichworten:

Sachlichkeit, Objektivität, gesunder Menschenverstand, Fakten, Klarheit, Nüchternheit, Ausdauer, Durchhaltevermögen, Disziplin, Moral, Ethik, Tugend, Rückzug, Abgrenzung, Reinheit, Standhaftigkeit, Struktur, Ordnung

Saturn-Energie in der Partnerschaft:

Möglichkeit zu klaren Strukturen, geregelte Ordnung statt labilem Chaos, Fähigkeit zu sachlicher und konstruktiver Auseinandersetzung, Ausdauer in allen Bereichen, eigene Prinzipien mit solider Bindung

Saturn-Energie bei Kindern:

Ausdauer und Durchhaltevermögen beim Lernen und Freizeit, sorgt für Struktur, bremst das Chaos und die Konturlosigkeit, fördert die Selbstdisziplin, unterstützt die Abgrenzung und Eigenständigkeit, verwurzelte Bodenständigkeit.

Sternzeichen Wassermann ♒

(= ARCHETYP URANUS ♅): 20. JANUAR BIS 18. FEBRUAR
„FREIHEIT, GLEICHHEIT, BRÜDERLICHKEIT"

Die Natur liegt im Tierkreiszeichen des Wassermanns in überwiegend kühler Klarheit. Es ist aber auch bereits der Wechsel von sternenklaren Winternächten in klirrender Kälte mit ersten zarten Ausbruchsversuchen der Natur, die Starre des Winters zu sprengen. So sind es u. a. die Krokusse, die ans Licht streben, sobald die ersten Sonnenstrahlen ihr Leben erwecken.

Plötzlich peitschende Schneeregen im scheinbaren Gegensatz zu aufmüpfigen Frühlingsboten, es ist so, als ob Polaritäten abgeschliffen würden bzw. sich gegenseitig aufheben oder umpolen wollen.

Wassermann-Charaktere haben genau diesen Anspruch: Durch Aufhebung der Gegensätze den Anspruch auf Freiheit ans Licht zu bringen und Ketten zu sprengen, die das Ego fesseln.

Die Kämpfer der Französischen Revolution brüllten: „Freiheit, Gleichheit, Brüderlichkeit!" Voller wassermännischer Sehnsucht nach einer neuen Form der Gesellschaft, in der die starren und unmenschlichen Schranken und Beschränkungen unter den Menschen zum Einsturz gebracht werden.

Wassermann-Geborene sind anders als andere, sie tanzen gerne aus der Reihe, sie sind intuitiv und originell, freiheitsliebend und unabhängig, idealistisch und humanitär, der Schwimmer gegen den Strom, das Prinzip Christoph Kolumbus, der Indien sucht und Amerika entdeckt.

Drei berühmte Wassermann-Persönlichkeiten können uns das Urprinzip Uranus (Herrscher des Sternzeichens Wassermann) noch näher bringen.

Wolfgang Amadeus Mozart (1756-1791) gilt als unumstrittenes Genie der Musikgeschichte, der mit seinen musikalischen Geistesblitzen die Musikwelt aus den Angeln hebt und der Menschheit für sein sehr kurzes Leben ein gewaltiges Werk der lieblichsten und göttlichsten Kompositionen schenkt: 24 Bühnenwerke (Opern), 17 Messen und über 50 Symphonien etc.

Bertolt Brecht (1898-1956), sprengte mit seinem Dramenwerk und seiner Theaterarbeit die festgefahrenen Traditionen der Bühne. Mit seinem Begriff vom epischen Theater entwickelte er neue Darstellungskonzepte, die lehrhafte mit künstlerischen Aspekten publikumswirksam verbinden. Er gilt als bedeutendster Dramatiker und Theatertheoretiker des 20. Jahrhunderts.

*James Dean (*1931-1955), zählt zu den größten Filmstars aller Zeiten. Der US-amerikanische Schauspieler symbolisiert wie kaum ein Zweiter den Wassermann-Charakter des fast kühlen, unnahbaren und doch empfindsamen Rebellen, der sich in wehmütiger und auflehnender, fast narzisstischer Art gegen starre gesellschaftliche Regeln wehrt. Es ist eine glaubhafte Mischung aus Trotz und Dünnhäutigkeit, die bis heute jedem erlaubt, sich darin wiederzufinden.

Unsere Erde befindet sich nun für die nächsten weit über 2000 Jahre im Wassermann-Zeitalter. Die Geburtswehen sind allerorten zu spüren und tun sicherlich bisweilen auch weh. Das rein materielle Weltbild bröckelt derzeit langsam, aber sicher in vielen Bereichen unseres täglichen Lebens ab, die sozialen Haltegriffe und Hängematten werden nach und nach abgeschraubt.

Etwas Neues will kommen und wagt sich ab und zu schon

vorsichtig aus dem Boden, wie die neugierigen Krokusse im Frühling.

Die körperliche Entsprechung des Sternzeichens Wassermann findet sich u. a. in allen elektrischen Körperfunktionen wie z. B. der Reizübertragung der Nervenbahnen. Alle nervösen Fehlfunktionen finden sich hier, so auch die Neigung zu Krampfzuständen oder Unfällen und Brüchen.

Das Urprinzip der Umpolung (Uranus/Wassermann) ist lebensnotwendig, um uns die „andere" Seite der Medaille zu zeigen, um nicht zu starr, festgefahren und unbeweglich zu werden.

Bitte also nicht über folgenden Satz wundern, wenn man einen „Wassermann" vor sich hat:"Wenn dies Kaffee ist, möchte ich Tee, aber wenn dies Tee ist, dann möchte ich Kaffee."

DAS PRINZIP DER URANUS-ENERGIE ♅

Die Schwingung des Archetyps Uranus ♅ (= Sternzeichen Wassermann ♒) führt uns augenblicklich in Resonanz mit der Kraft der Umpolung, des Neue-Wege-Gehens und des Entdeckerdranges. Sie stärkt unseren Willen zur Freiheit und gegenseitigen Toleranz.

Körperliche Ebene:

Die Uranus-Schwingung entspannt auf körperlicher Ebene. Sie hilft dem Körper-Bewusstsein beim Finden neuer Wege, bei der Aufhebung von scheinbar unüberbrückbaren Polaritäten und Spannungssituationen, indem sie die Kraft des Uranus (Elektrizität) in sinnvolle Bahnen lenkt, in die Schöpfung statt in die Zerstörung. Die Uranus-Energie kann somit bei der Besänftigung von Nervenanspannungen mithelfen.

Seelische Ebene:

Die Uranus-Energie bringt die un(ter)bewussten Strukturen nach oben, führt uns in die Wahrheit und lässt uns diese in Freiheit leben; die Erkenntnisse kommen plötzlich und unerwartet, bisweilen erscheint es uns wie eine Revolution (lat. revolvere = umwälzen, umstürzen). Sie deckt Bevormundung und Zwänge, die uns in die Unfreiheit führen, auf und macht uns bereit, in die Umpolung zu gehen, neue Wege einzuschlagen, in die eigene Identität zu kommen, in die eigene Schöpferkraft, intuitiv und originell, freiheitsliebend und unabhängig, idealistisch und humanitär, als Schwimmer gegen den Strom, sie ist der Himmel (Uranus) auf Erden (Gaia).

Das Prinzip der Uranus- Energie hasst Einschränkungen, es ist das Prinzip der Umpolung, das Prinzip des „Neue-Wege-Gehens". Das ist das Prinzip des Christoph Kolumbus, der Indien sucht und Amerika entdeckt, das ist Böttcher, der für seinen Auftraggeber Gold herstellen soll und dabei Porzellan erschafft. Bei der Uranus-Energie geht es um Erweiterung, um das Sprengen von Grenzen, um die Verbindung von menschlicher und kosmischer Energie, es geht um Ein-Klang von oben und unten.

Uranus-Energie im Alltag in Stichworten:

Ungezwungenheit, Freiheit, Einfallsreichtum, Teamfähigkeit, Gleichheit, Brüderlichkeit, Idealismus, Humanismus, Originalität, Skurrilität, Umpolung, Entladung, Bruch, neue Wege gehen, Karneval, Kosmos, Welt der Ideen

Uranus-Energie in der Partnerschaft:

Zwangloses Miteinander, Respekt vor individuellem Freiraum, Platz für Spontaneität, hohe Ideale an Beziehung, Überbrückung scheinbar unvereinbarer Gegensätze, Wahrhaftigkeit und Unabhängigkeit, Originalität statt Langeweile

Uranus-Energie bei Kindern:

Ideenreichtum, Phantasiereisen, Faszination für das Universum, Liebe zur Freiheit, „eigener Kopf", Erfindergeist, Rebell, Widerstandskämpfer, Vordenker, Teamplayer, individuelle und kreative Charakterzüge

Sternzeichen Fische ♓

(= Archetyp Neptun ♆): 19. Februar bis 20. März
„Alles ist in allem und alles ist in mir"

Wenn die Sonne am 19. Februar in das Sternzeichen Fische wandert, singen die Kinder in der Schule: „Winter ade, scheiden tut weh!"

Die Zeit der klirrend kalten Winternächte neigt sich ihrem Ende zu, die plötzlich aufpeitschenden Schneeregen im scheinbaren Gegensatz zu aufmüpfigen Krokussen als erste Frühlingsboten lassen spürbar nach.

Der Frühling klopft an, ist aber noch nicht da!

Vielmehr löst sich die Natur vom Winter unaufhaltsam durch die Schneeschmelze, *das Wasser* schiebt das Geröll ins Tal und beseitigt die letzten Blockaden, reinigt die Natur, löst das Alte auf und schafft Lebensraum für das Neue.

Fische ist vom Jahreszeitenzyklus der Tierkreiszeichen der *letzte* Monat.

Das astrologische Jahr beginnt ja mit dem Frühlingsanfang, mit dem kämpferischen und impulsiven Widder und endet mit den rücksichtsvollen Fischen, dem absoluten Gegenpol zu Widder.

Wie die beiden anderen *Wasser*zeichen Krebs und Skorpion sind Fische-Geborene voller Gefühl, Phantasie und Intuition.

In der Geschichte der Menschheit gibt es so berühmte Fische-Charaktere wie Michelangelo, das Universalgenie aus der Renaissance, das der Welt durch seine Schöpferkraft unsterbliche Werke geschenkt hat.

Denken wir an die Wissenschaftler Kopernikus, Galileo Galilei oder Albert Einstein, die mit ihren Forschungen und

Entdeckungen die Sicht der Welt und des Weltalls nicht nur relativiert, sondern auch unendlich erweitert haben.

Schauen wir auf die Bilder von Auguste Renoir, lauschen wir der Musik von Giacomo Rossini, Frédéric Chopin oder Maurice Ravel, all dies vermittelt uns einen Eindruck des neptunischen Prinzips.

Fische/Neptun-Charaktere sind (wie die obengenannten „Genies") jenseits des gesprochenen Wortes phantasievoll, einfühlsam, fließend (wie das Wasser), sensibel, intuitiv in der vielseitigen Welt der Töne, Farben und emotionalen Schwingungen.

Das Abtrennen der Nabelschnur wirkt häufig für Fische-Geborene wie ein kleiner Schock, an dem sie lange Zeit zu „knabbern" haben. Zu wunderbar war die nährende Welt im Frucht*wasser*, kosmisches Schweben voller Geborgenheit.

Erst das vollständige Inkarnieren in dieses irdische Leben macht sie zu bodenständigen und im Urvertrauen verwurzelten Menschen, die durch ihre mitfühlenden Wesenszüge zu herausragenden Persönlichkeiten heranwachsen können.

Sie leben in der Sicherheit, dass es keine Sicherheit gibt. Die Quelle ihrer Kraft ist die Demut und die Erkenntnis einer „höheren Ordnung", einer Schöpferkraft, von der alles kommt und zu der alles geht: „Alles ist in allem und alles ist in mir."

DAS PRINZIP DER NEPTUN-ENERGIE ♆

Die Schwingung des Archetyps Neptun (= Sternzeichen Fische
♓) führt uns augenblicklich in Resonanz mit unserer Spirituali-
lität und der Unendlichkeit des Kosmos. Sie hilft uns beim Loslassen in Demut und beim Erleben des „Dein Wille geschehe".

Körperliche Ebene:

Die Neptun-Energie unterstützt auf körperlicher Ebene das
Loslassen und die Reinigung (u. a. Meridiane und des Lymph-
systems), was zu einer Aufrechterhaltung des energetischen
Gleichgewichtes beitragen hilft (Yin/Yang). Sie schafft die Verbindung zwischen unserem animalischen, körperlichen Anteil
mit „oben". Auf diese Weise führt sie in die Sinnhaftigkeit.

Seelische Ebene:

Die Energie des Neptun hilft bei der Aufdeckung aller Arten
von Verschleierung, des Selbstbetruges und der Lüge. Sie balanciert die Gratwanderung zwischen Sehn-sucht und Sucht und
führt uns in unsere wahren Träume und Visionen, aktiviert
unsere Kreativität, die Inspiration und unsere Phantasie. Defizit
und Mangel an Eigenliebe und Eigenverantwortung können als
solche entlarvt und somit bearbeitet werden.

Der Beginn des Neptun-Fische-Zeitalters war geprägt von den Religionsstiftern wie Buddha oder Jesus Christus, der stellvertretend das Leid der ganzen Welt auf sich nimmt, indem er am Kreuz stirbt. Aus erlösten Fische-Charakteren spricht die Qualität der allumfassenden Liebe, selbstlos und altruistisch. Ego-Strukturen werden losgelassen in der Sicherheit, dass es keinerlei Sicherheit gibt. Es ist die Hingabe an ein höheres Leben, die Sehnsucht nach göttlicher Vollkommenheit in Demut, die bei der Neptun-Energie mit uns in Resonanz geht.

Neptun-Energie im Alltag in Stichworten:

Sehnsucht, Loslassen, Demut, Träumerei, Spiritualität, Selbstlosigkeit, Hilfsbereitschaft, Aufopferung, Mitgefühl, Fluss des Lebens, Glaube, Altruismus, Romantik, Schöpfermentalität, Hingabe, Sensitivität

Neptun-Energie in der Partnerschaft:

Lösen und Loslassen von festgefahrenen Strukturen, tiefe Seelenverwandtschaft, romantische Sensibilität, fließende Liebe, Suche nach Vollkommenheit, Verschmelzung von Yin und Yang zu einer Einheit, aufopfernde Hingabe

Neptun- Energie bei Kindern:

Musische Begabung, enorme Sensibilität („hört das Gras wachsen"), Sympathie, Schutzbedürfnis und Rückzug, Ur-Vertrauen, Gefühl, Phantasie, Mitschwimmen im Fluss des Lebens, Verständnis auch ohne Worte, tiefe Intuition.

Erde/Om ♁

Die Schwingung unseres Heimatplaneten umgibt uns ständig, vom ersten bis zum letzten Atemzug unserer irdischen Existenz. Genau genommen auch schon in den neun Monaten vor unserer eigentlichen Geburt, in der Embryonalzeit im Mutterleib also. Sie ist sozusagen unser „täglich Brot".

Mutter Erde ist der Bezugspunkt in allen Formen unserer Existenz. Wie im ptolemäischen Weltbild (15) sehen wir die Welt und den gesamten Sternenhimmel von der Erde aus, die Astrologie arbeitet bis heute mit geozentrischen (= ptolemäischen) Ephemeriden.

Unser Erdenjahr umfasst alle vier Jahreszeiten Frühling, Sommer, Herbst und Winter, die beim Menschen vor allem auf das „Gemüt", die Bereiche des „Herzens", wirken.

Die heilige Silbe „Om" ist auf diesen Erden-Ton eingestimmt, die religiöse Tempelmusik der Hindus, die betenden Mönche in Nordindien und Tibet meditieren „Om" und singen diesen Ton der Seele und bringen sich in Einklang mit dem Lauf der (Seelen-)Welt. Es ist das „Amen" der christlichen Welt.

Der tantrische Buddhismus lehrt, dass sich mit Hilfe der *Urschwingung* Om sogar einst der gesamte Kosmos entwickelte: zuerst die feinstofflichen Welten und mit zunehmender Verdichtung der Schwingungen die Welt der Materie.

Erde = Om ist im wahrsten Sinne des Wortes die „Allround-Schwingung" unseres Lebens. Selbst kein eigentlicher Archetyp, bildet sie doch die Plattform, auf der wir sämtliche Urprinzipien erst wahrnehmen können.

Die Reihe der *Energetischen Schwingungs-Sprays* (von Schwingung als Weg ®) trägt dieser Bedeutung von Erde/Om mit der Aufnahme in den Reigen der Urprinzipien Rechnung.

DAS PRINZIP DER ERDEN-ENERGIE ♁

Die Schwingung von Mutter Erde führt uns augenblicklich in Resonanz mit unserer eigenen Verwurzelung und unserem Urvertrauen in Geborgenheit. Sie stärkt unser Selbstvertrauen und unsere Bodenständigkeit.

Körperliche Ebene:

Die Schwingung von Mutter Erde ist eine versorgende und mütterliche Energie, die uns aus der Verkrampfung und Verspannung lösen kann. Sie wirkt angenehm beruhigend auf den gesamten Körper (vor oder nach einer Tätigkeit), vor dem Ruhen oder Schlafen, zur Entspannung und Regeneration von Körper, Geist und Seele. Sie kann uns auf unserem Weg zu einem harmonischen Körpergefühl zum verlässlichen Begleiter werden.

Seelische Ebene:

Die beruhigende Wirkung dieser Erd-Schwingung löst Ängste (vom Lampenfieber bis zu Prüfungsängsten). Sie verbindet mit dem Urvertrauen und der universellen Energie. Das stärkt das Vertrauen in uns selbst, zur Herzensliebe und damit zum universellen Gesetz der Liebe.
Erde/Om fördert die Zuversicht, im richtigen Moment das Richtige zu tun oder Hilfe zu erkennen und auch annehmen zu können. Sie führt in die in uns verwurzelte Wahrheit.

Geistige Ebene:

Die Schwingung der Erde ist das „Om", das dem ‚Amen' in der christlichen Kultur entspricht (Amen heißt übersetzt: „So ist es."). Die Schwingung von Erde/Om eignet sich für jede Art von inneren Reisen und Meditation. Die Verbindung zum Herzchakra führt zu der Erkenntnis, dass die Liebe die höchste Macht ist; Meditation in dieser Schwingung führt zu Klarheit, Helle und Fülle des Lebens, Dankbarkeit und Erleuchtung: Sie führt ins Licht, in die Liebe des Herzens.

Erd-Energie im Alltag in Stichworten:

Heimat, Bezugspunkt, Wurzel, Bodenhaftung, Ur-Vertrauen, Mütterlichkeit, Versorgung, Geborgenheit, Liebe, Selbstentfaltung, Fruchtbarkeit, Zuflucht, Schutzraum, Kraftspender, Dankbarkeit, Wachstum, Realitätssinn

Erd-Energie in der Partnerschaft:

Solide Grundlage für verwurzelte Beziehung, gesunder Austausch auf realer Basis, Realität statt Hirngespinsten, klarer Menschenverstand vom Ich zum Du, Biotop für gemeinsames Wachstum, Herzensliebe überträgt sich auf Körper, Seele und Geist.

Erd-Energie bei Kindern:

Stärkung des Ur-Vertrauens, Festigung des Selbstbewusstseins, Gefühl der Geborgenheit, „Nabelschnur" zur Mütterlichkeit, Förderung des Realitätssinns, Entwicklung zu Bodenständigkeit und Grundtugenden (z. B. Disziplin, Treue, Aufrichtigkeit, Verlässlichkeit etc).

Ausschwingen

Das Gesetz der Polarität besagt: Wenn es heute Schwingungen und Energien gibt, die uns Schaden zufügen oder sogar krank machen, dann muss es auch welche geben, die uns Gutes tun und unser Wohlbefinden steigern können.

Diese heilenden und heilsamen Schwingungen bilden das Fundament von *Schwingung als Weg* ®.

„Viele Wege führen nach Rom", das weiß schon der Volksmund. Und so finden sich auf der Internet-Plattform www.schwingung-als-weg.de auch weitere Zugänge zum persönlichen Einschwingen, zum Lösen von Verstimmungen und Blockaden:

So verwendet die Stimmgabelmethode (1), die Phonophorese, dieselben Ur-Schwingungen wie die *Energetischen Schwingungs-Sprays*. Die entsprechenden Planetenschwingungen (in Hertz) sind in der Zuordnungstabelle „Alles auf einen Blick" ergänzend am Ende dieses Buches aufgeführt. (17)

Und das ist auch die Idee von *Schwingung als Weg* ®: Ein fundiertes und bewährtes archetypisches Grundkonzept verknüpft mit den heutigen Möglichkeiten zum Wohle des Menschen, zu einem entspannten Leben im *Hier und Jetzt*.

Dieses Buch möchte hierzu ein hilfreicher Wegbegleiter und ständig verfügbares Nachschlagewerk für den Alltag sein.

Es will dabei helfen, nützliche wie wohltuende Energien zum persönlichen Einschwingen zunächst zu erkennen und in der Folge in den passenden Situationen anzuwenden.

Es möchte zeigen, dass die Archetypen keine *verstaubten Marmorstatuen aus der Antike* sind, sondern *lebendige*

Grundbausteine des gesamten Universums, im Mikrokosmos wie auch im Makrokosmos.

Mehr noch: Sie sind ständig präsent, in uns und um uns, von Ewigkeit zu Ewigkeit.

Sie sind anwesend, wenn wir schlafen oder wach sind, im Beruf oder in der Freizeit, in unserer Jugend, in der Partnerschaft, im Alter, in der freien Natur oder in geschlossenen Räumen, immer und jederzeit.

Schon in der Bibel steht: „Der Geist steht *über* der Materie."

Eine Hilfestellung bei diesem lohnenden Bewusstwerdungsprozess möchte das vorliegende Buch mit dem Titel: *"Archetypen für jeden Tag"* liefern. Der Untertitel *„In Resonanz mit der Kraft der Urprinzipien"* kann in der Folge zum ebenso einfachen wie einleuchtenden Zugang mittels der *Energetischen Schwingungs-Sprays* führen. Ganz im Sinne des Resonanzprinzips zur energetischen Kraft des entsprechenden Archetyps:

- *Fühlen wir uns schlapp und energielos, kann die Mars-Energie Kräfte in uns wecken.*
- *Wollen wir Momente der Sinnlichkeit erleben, so unterstützt die Energie der Venus (= Göttin der Liebe)*
- *Ist die Besprechung festgefahren, kann die Merkur-Energie an den Verhandlungstisch zurückführen.*
- *Sind wir zu sehr „im Kopf", schwingt uns die Mond-Energie auf unser Gefühl ein.*
- *Wollen wir aus dem Dunkel heraus, zeigt die Sonnen-Energie einen Weg ins Licht.*
- *Geht es um Veränderung oder Transformation, lüftet die Pluto-Energie den Schleier des Verborgenen.*

-Suchen wir den Sinn, so kann uns die Jupiter-Energie in Reso-
nanz zur Sinnfrage bringen.
-Überwiegt Chaos und Unordnung, so kann uns die Saturn-En-
ergie zu Struktur führen.
- Sind wir festgefahren und unflexibel, hilft die Uranus-Energie
beim Neue-Wege-Gehen.
-Halten wir krampfhaft an etwas fest, so geleitet uns die Neptun-
Energie ins Loslassen.

Jedem Leser werden viele eigene Beispiele einfallen. Unser Alltag setzt sich aus unzähligen Puzzlesteinchen zusammen, auch
wenn wir das manchmal nicht direkt so wahrhaben wollen.

Wenn wir unserer *Innenwelt* Möglichkeiten anbieten, neben der dominanten *Außenwelt* ebenfalls spürbar und erlebbar
zu sein, dann können langsam, aber sicher auch die beiden
Waagschalen von *Innen* und *Außen* ins Gleichgewicht kommen. Dieser Zustand kann sich anfühlen wie: *in Balance und
der eigenen Mitte sein.*

Einen Beitrag zu diesem *Balancing* wollen die *Energetischen
Schwingungs-Sprays* leisten. Aus diesem Grunde sind sie entstanden.

Nun liegt es an jedem Einzelnen, wann und wie er sie
einsetzt, es gilt:

„Es gibt nichts Gutes, außer man tut es."

Am Anfang steht dabei immer die *Achtsamkeit* für innere und
äußere Situationen, gefolgt von der *Bewusstheit* (hierzu kann
dieses Buch ein nützlicher Helfer sein). Nun kann der gezielte
Einsatz der Energetischen Schwingungs-Sprays (von Schwin-

gung als Weg *) als *Body-Spray (um den Körper herum) und zur Lebensraumbeduftung* erfolgen.

Jeder auch noch so unsensitive Benutzer kann augenblicklich in Resonanz gehen und wohltuende und be-schwingte Erfahrungen machen.

Und er wird selbst aktiv, um mit seinen Urprinzipien in Kontakt zu kommen. Er macht sich vielleicht auch auf den Weg, seine Selbstheilungskräfte und seinen inneren Heiler zu aktivieren, ganz im Sinne des Bibelzitates:

„Hilf dir selbst, dann hilft dir Gott …"

Anhang

Credo und Dankeschön

Dieses Buch sagt nicht: „So ist es."

Es möchte vielmehr einen gangbaren Weg aufzeigen, mehr über die Archetypen und damit letztlich über sich selbst zu erfahren.

Bekanntlich führen ja viele Wege nach Rom. Auch auf der soliden Basis des kollektiven Unbewussten in Gestalt der Urprinzipien bleibt es doch für jeden ein individueller Erkenntnisweg. Und jeder muss seinen Weg alleine gehen.

Mit dem richtigen Marschgepäck und treuen Wegbegleitern läuft es sich eindeutig leichter. Die *Energetischen Schwingungs-Sprays* (von Schwingung als Weg ®) können dabei helfen, dass wir uns nicht unnötig verlaufen oder uns planlos im Kreis drehen, bis uns schwindlig wird.

Sowohl in der Konzeption als auch in der Herstellung entstammen sie demselben Gedankengut der Weisheit, das von unseren Ahnen in dieses Wassermann-Zeitalter hineinweht:

- Das „menschliche" Individuum ist weit mehr als ein Produkt von Menschenhand.
- Jedes menschliche Individuum ist ein kleines Universum.
- Dieses *kleine* Universum (Mikrokosmos Mensch) entspricht dem großen Universum (Makrokosmos) und umgekehrt.
- Mikrokosmos und Makrokosmos beeinflussen sich gegenseitig – „von Ewigkeit zu Ewigkeit" (16)

Und immer ist es das Resonanzprinzip, das für das gegenseitige Mitschwingen sorgt.

Miteinander schwingen sorgt für Harmonie und Ein-Klang. In dieser Atmosphäre sind die Energetischen Schwingungs-Sprays (von Schwingung als Weg ®) entstanden.

Ein herzliches „Danke schön" für die liebevollen Schwingungen von Gabi und die tragende Unterstützung aller Schernecks (Light-of-Nature ®) im Entstehungsprozess von Sprays und Buch.

Anmerkungen

1. Aus Thomas Künne/Inge Schubert: Die heilende Kraft der Planetenschwingungen – Vitalität aus den Ur-Prinzipien schöpfen, Goldmann-Arkana München 2005, hier: Seite 9 (Vorwort Ruediger Dahlke)

2. Aus Ruediger Dahlke: Der Mensch und die Welt sind eins, München 1990

3. Siehe 1, hier Seite 20

4. Paracelsus (1493-1541) war bekannt und berüchtigt unter etablierten Medizinern und Apothekern seiner Zeit. Unerreicht blieben seine Heilungserfolge, wie wohl auch sein Wissen und Wirken als Arzt, Alchemist, Mystiker und Philosoph.

5. Hermetik bezeichnet die Lehre des *Hermes Trismegistos*, des dreimal größten Hermes. So nannten die Griechen den ägyptischen Gott Thot und meinten damit Hermes, den Götterboten und Gott der Weisheit. Die hermetische Lehre versteht sich als eine Lehre der übergeordneten Naturgesetze mit den Gesetzen der Kausalität und Analogie.

6. Grundlegende Aussage aus der *Tabula Smaragdina*, dem berühmtesten Werk der Hermetik. Sie bildet die philosophische Grundlage der Hermetik.

7. Johann Wolfgang von Goethe (1749-1832) ist als Dichter, Theaterleiter, Naturwissenschaftler, Kunsttheoretiker

und Staatsmann der bekannteste Vertreter der Weimarer Klassik, er gilt als bedeutendster deutscher Dichter und als herausragende Persönlichkeit der Weltliteratur.

8. Das schöpferische Universum, München 1983 von Rupert Sheldrake, beschreibt die Existenz der morphogenetischen Felder als eine Art „Masterplan" der Schöpfung.

9. Bei der sanften Heilmethode der Phonophorese, die im Buch „Die heilende Kraft der Planetenschwingungen" (siehe Anm. 1) beschrieben wird, wird der innere Heiler primär über Meridiane, Chakren und Akupunkturpunkte aktiviert.
   Seelische Zerwürfnisse offenbaren sich meist auch über körperliche Blockaden. In einem solchen Fall macht es Sinn, Stimmgabeln auch auf die entsprechenden Punkte am Körper zu setzen.

10. Johannes Kepler (geb.1571 in Weil der Stadt, gestorben 1630 in Regensburg), war ein berühmter deutscher Astronom, Astrologe, Mathematiker und Naturphilosoph. Er entdeckte vor allem die Gesetze der Planetenbewegung, die nach ihm Keplersche Gesetze genannt werden.

11. a priori (lat.) heißt wörtlich übersetzt „von vornherein" und meint in unserem Zusammenhang: bereits existent vor allem Wissen und aller Erfahrung des Menschen.

12. Sigmund Freud, der österreichische Arzt und Psychiater (1856-1939) gilt als Begründer der Psychoanalyse: Ver-

drängung der sexuellen Libido ins Unterbewusstsein führt zu Fehlleistungen, Neurosen, Ödipuskomplex etc.

13. Vgl. Ruediger Dahlke/Nicolaus Klein: Das senkrechte Weltbild, München 1986

14. Sämtliche Beschreibungen der 12 Sternzeichen Mars bis Fische wurden vom Autor dieses Buches auch auf der Internetplattform der Zeitschrift „Eltern" veröffentlicht. (siehe www.eltern.de)

15. Ptolemäus (100-175 n. Chr.) war griechischer Mathematiker, Geograph und Astronom, der wahrscheinlich in Alexandrien (Ägypten) wirkte. Das nach ihm benannte Weltbild besagt, dass sich die Erde fest verankert im Mittelpunkt des Universums befindet. Sämtliche Himmelskörper (Sonne, Mond, Planeten) bewegen sich auf klar definierten Kreisbahnen um diesen Mittelpunkt herum.

16. Diese „Glaubens"-Sätze bilden eine entscheidende ethische Grundlage von www.schwingung-als-weg.de, sie bilden das Credo aller Aktivitäten.

17. Die Frequenzen der Planeten beruhen auf den Forschungen von Hans Cousto: Die Kosmische Oktave, Essen 1984.

websites des Autors Thomas Künne
www.quelle-der-kraft.de (Astrologie) und
www.schwingung-als-weg.de (Planetenschwingung
/Phonophorese

Zuordnungstabelle

Urprinzip	MARS ♂	VENUS ♀	MERKUR ☿	MOND ☽	SONNE ☉
Sternzeichen	WIDDER ♈	STIER WAAGE ♉ ♎	ZWILLING JUNGFRAU ♊ ♍	KREBS ♋	LÖWE ♌
Merkmale	Spontanität, Aktivität, Impulskraft, Eroberergeist	Sinnlichkeit, Vertrauen, Geborgenheit, Verwurzelung	Interaktion, Lernfähigkeit, Interesse, Ordnungsliebe	Nestwärme, Sensibilität, seelische Verwurzelung, Kreativität	Ausdruckskra, Charisma, (sexuelle) Ausstrahlun Herzenswärm
Signatur des Archetyps	MARS führt uns in Resonanz mit der Kraft des Frühlings, des Aufbruchs und des Neubeginns. MARS stärkt unsere Willenskraft und unser Durchsetzungsvermögen.	VENUS führt uns in Resonanz mit der Kraft der (Eigen-)Liebe, der Harmonie und des Genusses. VENUS stärkt unsere liebevolle Achtsamkeit und unsere Eigenverantwortung.	MERKUR führt uns in Resonanz mit der Leichtigkeit des Seins, der Kommunikation und des Austausches. MERKUR stärkt unsere soziale Kompetenz und unser vernünftiges Handeln.	MOND führt uns in Resonanz mit unserer Seele, unserem Gefühl und unserer Intuition. MOND stärkt unseren emotionalen Haushalt und unseren empfindsamen wie leicht verletzlichen Anteil.	SONNE führt u in Resonanz m unseren Herzensange genheiten, m der Kraft des Lichtes und d prallen Leber SONNE stärk unsere Vitalit und unsere Lebensfreude
Metall	Eisen	Kupfer	Zink	Silber	Gold
Edelstein	Granat	Rosenquarz	Smaragd	Perle	Rubin
Pflanzen u.a. (äther. Öle) vorzugsweise aus biologischem Anbau	Koriander Kardamon Patchouli	Rose Minze Rosenholz	Lavendel Bergamotte Douglasie	Jasmin Lemongrass Ylang Ylang	Orange Lorbeer Weihrauch
Frequenz (Hz) empfohlene Stimmgabel	144,72	221,23	141,27	234,14 Mondknotenumlauf	126,22

lles auf einen Blick

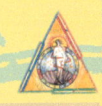

PLUTO 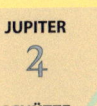	JUPITER ♃	SATURN ♄	URANUS ♅	NEPTUN ♆	ERDE 
SKORPION ♏	**SCHÜTZE** ♐	**STEINBOCK** ♑	**WASSERMANN** ♒	**FISCHE** ♓	**OM**
chöpfergeist, Reifung, lbsterkenntnis, Entwicklung	Weisheit, Glück, Rückbindung (religio), Glaube	Ausdauer, Struktur, Abgrenzung, Klarheit	Originalität, Idealismus, Teamfähigkeit, Humanismus	Mitgefühl, Hingabe, Sehnsucht, Demut	Mütterlichkeit, Heimat, Fruchtbarkeit, Schutzraum
UTO führt uns Resonanz mit der Kraft der ansformation, Metamorphose und der Veränderung. PLUTO stärkt seren Mut zur Wandlung und zur tiefen elbsterkenntnis.	JUPITER führt uns in Resonanz mit der Sinnhaftigkeit unseres Lebens, den ideellen Werten und Potentialen. JUPITER stärkt unser Urvertrauen in die Schöpfung und gibt uns innere Kraft.	SATURN führt uns in Resonanz mit der Kraft, Wesentliches vom Unwesentlichen unterscheiden zu können. SATURN stärkt unsere Objektivität und unseren gesunden Menschenverstand.	URANUS führt uns in Resonanz mit der Kraft der Umpolung, des Neue-Wege-Gehens und des Entdeckerdranges. URANUS stärkt unseren Willen zur Freiheit und gegenseitigen Toleranz.	NEPTUN führt uns in Resonanz mit unserer Spiritualität und der Unendlichkeit des Kosmos. NEPTUN hilft uns beim Loslassen und beim Erleben des "Dein Wille geschehe".	Mutter ERDE führt uns in Resonanz mit unserer eigenen Verwurzelung und unserem Urvertrauen in Geborgenheit. ERDE stärkt unser Selbstvertrauen und unsere Bodenständigkeit.
old,Silber,Zink, Zinn, Kupfer, Eisen, Blei etc.	Zinn	Blei	Mangan	Aluminium	Heilerde
Achat	Saphir	Bergkristall	Obsidian	Magnesit	Kristallsalz
Zeder Vetiver Tolubalsam	Benzoe Muskatellersalbei Rosmarin	Zypresse Vetiver Kamille	Rhododendron Linaloeholz Geranie	Tonkabohne Immortelle Vanille	Narde Engelwurz Eichenmoos
140,25	183,58	147,85	207,36	211,44	136,1

Bezugsquellen

der Energetischen Schwingungs-Sprays von Schwingung als Weg ®

Empfohlene Internetshops (Endverwender) - Status 6/07

www.schwingung-als-weg.de
tel. Bestell-Service: 03682-42001

www.purvital.de
Bestellhotline: 06021-5842091

www.body-mind-spirit.ch

Herstellung und Vertrieb (nachgewiesene Händler):

www.light-of-nature.de
Telefon: 06643-9186-82 oder- 84

Individuelle Beratung und Verkauf:
Gabi Antons
Tel.: 06432-645470
email: g.antons@t-online.de